LEBENDE KLASSIKER

W0308710

Johann Lerchenwald

Der identitätslose Mensch

Ein Schwanengesang

© Felix Krull Editore GbR
München 2021
Zeichnung auf dem Umschlag
von Lodovica San Guedoro

Druck: buch bücher dd ag
96158 Birkach

ISBN: 978-3-939901-28-0

Prolog

Seit er die ersten Schritte aus der Welt der unbestimmten Wahrnehmungen getan und begonnen hatte, eigene Gedanken zu fassen, waren Thomas die Menschen oft wunderlich und fremd erschienen. Da er aber von ihnen geliebt werden wollte, versuchte er sie zu begreifen. Er lernte, in ihrem Mienen- und Gebärdenspiel zu lesen, hinter vordergründiger Lüge und Bosheit die Sehnsucht nach Ehrlichkeit und Zuneigung zu erkennen, und manchmal war es ihm, als hätten seine Artgenossen im Grunde die gleichen Bedürfnisse wie er selbst, als wüßten sie es nur nicht oder besäßen nicht den Mut, es zu äußern …

Mitternacht war vorbei, und Thomas saß im dunklen Hintergrund seines aus einer halbrunden Holztheke und sieben italienischen Aluminiumtischen bestehenden *Literaturcafé*s. Der heiße, arbeitsreiche Tag hatte ihm den stolzen Umsatz von 1756 € gebracht, den höchsten seit Bestehen des Lokals. 16 Stunden war er dafür auf den Beinen gewesen und wunderte sich wieder einmal, daß sein Körper das immer noch mehr oder weniger anstandslos mitmachte. Vor einem guten Vierteljahrhundert, als er in einem Gartenrestaurant das erste Mal den Kellner gespielt hatte, war er nach Feierabend mit stark schmerzenden Füßen heimgekehrt …

Die Anspannung fiel langsam von ihm ab, eine wohltuende Trägheit breitete sich in den Gliedern aus, und Thomas sah noch einmal den Ansturm vom späten Nachmittag vor sich, als plötzlich nicht nur die längs des Gehsteigs aufgestellten Tischchen und die Theke drinnen voll belegt waren, sondern einzelne Gäste mit Tassen, Gläsern und Tellern, auf einen Platz wartend, in der Gegend herumstanden, während

Müßiggänger am Eingang verweilten und ihn bei der Arbeit behinderten. Ein junger Mann hatte auf seine etwas entnervte Bitte, den Durchgang frei zu lassen, gekontert, er wolle wohl kein Geld verdienen, da er nicht mehr Tische aufstelle.

Die Erinnerung an diesen stieläugigen Glatzkopf ließ Thomas jetzt erneut vor Erregung beben. Und für einen Augenblick identifizierte er sich mit den Helden alter amerikanischer Filme, die solche Idioten einfach mit dem Colt oder einem Uppercut aus dem Weg zu räumen pflegten. Wenngleich er sofort einsehen mußte, daß die heutige, mit Vorliebe am Computer mordende Menschheit ein derartiges Vorgehen nicht gutheißen würde.

Zumindest stand es ihm, seit er sich selbständig gemacht hatte, endlich frei, hartnäckige Störenfriede zurechtzuweisen und notfalls zu verjagen. Was nicht immer reibungslos verlief und einmal sogar den Einsatz der Polizei erfordert hatte. Der heimtückisch blickende Wirrkopf war dann in den frühen Morgenstunden zurückgekehrt, um die zwei Schaukästen mit den ausgestellten Büchern zu demolieren – ohne in seinem Eifer zu bemerken, daß gerade eine Streife die Straße entlangfuhr …

Die häufigsten Auseinandersetzungen hatte Thomas allerdings sich selbst und den an der Eingangstür angebrachten Verbotsschildern für Hunde, Kinderwägen und Handys zuzuschreiben. Er mochte noch so ruhig und entschieden darauf hinweisen, daß alle drei nicht zu einem *Literaturcafé* paßten und er auf das Wohl seiner Gäste bedacht sei – vor allem die inzwischen zu einer Art religiöser Würdenträger aufgestiegenen Model-Mütter, die nicht selten gleichzeitig rätselhafte Bildschirmtipperinnen und Besitzerinnen kläffender Vierbeiner waren, fühlten sich in ihrer Ehre verletzt. Und die Unmutsausbrüche und Beschimpfungen reichten vom nasalen „Unmöglich!" bis hin zum hysterischen „Nazischwein!".

Mit der Zeit hatte sich das gelegt. Und nachdem einige Male die Ladenfenster mit geistreichen Parolen wie „Hunde- und Kinderfreunde unbeliebt!!!" beschmiert worden waren und das auflagenstärkste Boulevardblatt einer redseligen jungen Dame triviale Äußerungen über die Freiheit der Frau, den Steuerzahler von morgen und eine rückständige Auffassung von Literatur entlockt hatte, begann ein Selektionsprozeß unter der weitläufigen Anwohnerschaft, der ihm einen verläßlichen Grundstock an Stammkunden bescherte und die Feindseligkeit der Ausgeschlossenen auf verächtliche Bemerkungen über den „komischen alten Kauz" reduzierte.

Es waren im übrigen nicht in erster Linie die zum Probelesen ausliegenden und zum Verkauf angebotenen Bücher von Thomas und seinem seit drei Jahren verschollenen Freund Edo, die das ausgewählte Publikum herbeiriefen. Die Mundpropaganda unter den ohne schnurlose Kommunikationsmittel Lebensfähigen lobte die ungewöhnlich angenehme Atmosphäre des Lokals und vor allem das kleine, die Geschmackssinne betörende Speisenangebot.

Denn Thomas sorgte dafür, wie er es seit jeher für sich selbst getan hatte, daß die Zutaten für seine Gerichte einen eigenständigen Wert besaßen. Tomaten, Kartoffel oder Erbsen, und natürlich auch Käse oder Schinken, konnten nämlich völlig fade schmecken oder aber von einer köstlichen Einzigartigkeit sein. Im ersten Fall nutzte viel Mischen und Würzen wenig; im zweiten hingegen konnte schon die einfachste Zubereitung ein Göttermahl ergeben.

Die etwas höheren Einkaufspreise fielen bei seinem begrenzten Geschäft ohnehin nicht ins Gewicht, und die Treue seiner unterschiedlichen, zuweilen auch originellen Kundschaft war ihm ein eindeutiger Beweis dafür, daß der Gaumen im Vergleich zum geistigen Überbau eine ursprüngliche, allgemeingültige Urteilskraft besitzt …

Die wohltuende Trägheit fing an in bleierne Müdigkeit überzugehen. Doch Thomas wußte aus Erfahrung, daß er jetzt nicht einschlafen, sondern sich nur ewig im Bett von einer Seite auf die andere wälzen würde. Also füllte er ein langes Glas mit Eiswürfeln, ausgepreßten Zitronenstücken und Martini. Dann holte er die seit vier Wochen nicht mehr angerührte Tabakdose aus der Schublade unter der Faema-Kaffeemaschine und drehte sich eine Zigarette, tat einige tiefe Lungenzüge und spürte, wie der Rauch ihm leicht betäubend in den Kopf stieg.

Die Beine auf einem der mit weißem Flechtwerk bespannten Aluminiumsessel ausgestreckt, schaute er auf die schwach beleuchtete Straße hinaus. Bis vor einigen Jahren verliefen dort noch zwischen verwahrlostem Kopfsteinpflaster die Reste längst nicht mehr gebrauchter Straßenbahngleise, deren Anblick in ihm zarte Gefühle zu wecken vermochte – weil sie eine Geschichte hatten, eine Geschichte, die irgendwie mit der eigenen verwoben war …

Allem, was natürlich altert, wohnt ein Zauber inne. Wo aber Menschen zusammenleben, bedeutet die Verwitterung eines Gebäudes mehr als die reizvolle Verwandlung eines baukünstlerischen Werks durch die elementaren Kräfte der Jahreszeiten. Für Thomas waren in einer alten Fassade, einem verträumten Hausflur die Schicksale all jener aufgezeichnet, die da ein und aus oder nicht gleichgültig vorübergegangen waren. Ja er verband mit einem bröckelnden Fenstersims oder einer efeubedeckten Gartenmauer auch das, was er anderswo erlebt hatte, als er diese noch gar nicht kannte; und selbst Ereignisse, die vor seiner Geburt stattgefunden hatten – als das Haus bereits existierte – und von denen er nur aus Büchern wußte.

Wie oft hatte er vor dem Lokal unter der Markise gestanden und versonnen den regennassen Stahl der verbliebenen Schienenstränge, die entlang derselben ungeordnet sprießenden Frühlingsgräser oder die auf ihnen unter einer brennenden Augustsonne glitzernde Staubschicht betrachtet – und war dabei den verschlungenen Traumpfaden gefolgt, die von den banalen Sorgen der Gegenwart befreien und in das Reich der unbekümmerten Sinneseindrücke und Gedankenspiele, der leidenschaftslosen Glückseligkeit führen …

Bis eines Tages riesige Maschinen das vertraute, von Menschenhand und Zeitläufen geschaffene Bild in Augenblicksschnelle ausgelöscht und mit viel Lärm und Aufwand durch eine automatisierte Tiefgarage ersetzt hatten, zu der drei Aufzüge die darin abgestellten Autos hinunterbeförderten.

Heftige Gemütsregungen waren Thomas eigentlich wesensfremd. Der Klotz dort draußen, in dem tagsüber mit einer seine Überflüssigkeit unterstreichenden Seltenheit die Fahrzeuge gesichtsloser Zeitgenossen verschwanden, hatte anfangs nichtsdestoweniger eine ungemeine Wut in ihm geweckt. Es war, als habe jemand einem guten, wehrlosen Freund nicht wiedergutzumachende Gewalt angetan, etwas langsam und harmonisch Gewachsenes mutwillig und sinnlos zerstört.

Wer aber war dieser Jemand? Interessierte Unternehmer, politische Verantwortungsträger, die demokratische Mehrheit? Sein Haß fand keinen Gegenstand, gegen den er sich richten konnte, und schlief bald resigniert wieder ein.

Manchmal war Thomas geneigt, den Deutschen, unter denen er inzwischen schon viel zu lange sein Dasein fristete, die Schuld zu geben. Waren sie nicht fähig gewesen, sein Geburtshaus zu schänden, und wenig später auch das Schulgebäude, in dem sich sein jugendliches Heranreifen abgespielt hatte? Entkernen nannten sie das mit unheimlichem Gleichmut.

Glaubten gar, durch den Erhalt denkmalgeschützter Außenmauern ein hinreichendes Feigenblatt zu besitzen …

Daß durch den Torbogen, der zum schwach beleuchteten Treppenhaus und seiner Wohnung im ersten Stock führte, schon Winkelmann und Goethe gegangen waren, wußte er als Kind nicht. Ebensowenig, daß der vom Maler Federico Zuccari gewollte Palazzo, in dem sein sonnendurchflutetes Zimmer lag, 1878 „zur Erhaltung der darin befindlichen Fresken vom Reich aufgekauft werden sollte, um ein Zentrum für künstlerische Studien und Ausstellungen in Rom zu schaffen“. Die schlichten, soliden Räumlichkeiten mit dem Ausblick auf die Ewige Stadt, dem frei von gärtnerischem Regelwerk üppig gedeihenden Innenhof und dem vom Fenster auf die Via Sistina sichtbaren Obelisken blieben der Ort seiner Unbesorgtheit bis zum zehnten Lebensjahr. Aus dieser von zahllosen Generationen gestalteten Welt war er hervorgegangen, wie der Löwenzahn einem alten Mauerwerk entsprießt, und sie gehörte zu ihm, als hätte es ihre gesamte Vorgeschichte nur auf ihn abgezielt gehabt.

Nicht anders verhielt es sich mit der Spanischen Treppe, die seit dem 18. Jahrhundert den einst wildbewachsenen Abhang würdig kleidete. Wenn er mit der Hand über den porösen Travertin der Brüstung fuhr oder sein Blick auf den bedenklich abgenutzten Stufen ruhte, waren diese schon immer dagewesen, zusammen mit den angrenzenden pflanzenreichen Terrassen, den verwaschenen ockergelben oder pompejanisch roten Hauswänden auf beiden Seiten. Wenige Menschen und seltene Touristengruppen, die sich ebenfalls dort herumtrieben, ergänzten vorübergehend das Erscheinungsbild; wie auch das alljährliche festliche Azaleenmeer, welches unverrückbar das Ende des südlichen Winters besiegelte. Am liebsten war Thomas die steinerne Urwüchsigkeit aber ohne solche Zusätze, wenn er sich unbeschränkt eins mit ihr fühlen konnte.

Alle Zeit fördert Veränderungen, und die kindliche Wahrnehmung derselben unterscheidet sich wesentlich von der des Erwachsenen. Mit einer Mischung aus unfaßbarem Leid und gesundem Nichtwissen hatte er eines Tages Abschied nehmen müssen und einen ungezügelten Tanz durch die leere Wohnung vollführt, am noch nicht fortgeschafften Leihklavier vom belustigten älteren Bruder begleitet. Dann waren rasch neue Horizonte aufgetaucht, die seine ganze Aufmerksamkeit beanspruchten, und rückblickend hätte er sagen können, daß die geliebte Wiege seines Geisteserwachens bald in Vergessenheit geraten war.

In Wirklichkeit hatte sie sich in einen Seelenschatz verwandelt, der ihn überallhin begleitete. Und wenn er später zufällig wieder in die Gegend kam und sie von respektlosen Fahrzeugen und Zweibeinern in Beschlag genommen sah, mochte eine leichte Irritation, eine flüchtige Melancholie ihn streifen, an den wahren Besitzverhältnissen änderte das nichts.

Der Platz unter der Kirche Trinità dei Monti, wo der spätere Onkel nach einer abenteuerlichen Fahrt von Wien nach Rom seine Vespa abgestellt hatte, da er um die bei ihrer Schwester weilende Tante freien wollte, dieser Platz blieb wie von jeher sein persönliches Eigentum, und die sich aufdringlich gebärdende Besatzungsmacht war nur eine kurzlebige Zeiterscheinung, die der Materie nichts anhaben konnte …

Erst als das Stadtleben endgültig den modernen Völkerwanderungen erlegen war und Thomas schon lange das Feld geräumt hatte, wurde ihm bei einem Besuch seiner alten Wirkungsstätte klar, was unter den „Bauarbeiten", die damals den Umzug der Familie in ein anderes Viertel veranlaßt hatten, zu verstehen gewesen war. Der kunsthistorisch unbedeutende Trakt des bereits vor der Spanischen Treppe errichteten Palazzo war vorgeblich vernünftigen Überlegungen zum Opfer gefallen und wie von einem Chirurgenmesser ausgeschabt worden, um innen durch eine einzig auf Platzgewinn bedachte Stahl-Glas-Konstruktion ersetzt zu werden.

Als er erkannte, daß sein immer noch vorhandenes Haustor nur mehr eine von hinten zugemauerte Attrappe war, und beobachtete, wie gleichgültige Studiosi sich auf dem durch ein Erdgeschoßfenster sichtbaren Teppichboden des neuen ersten Stockwerks ergingen, war mit einem Mal tödlicher Zorn in ihm aufgestiegen. Das stille, kühle Treppenhaus, die über das sogenannte Michelangelo-Zimmer mit den prunkvolleren Bibliotheksräumen verbundene Wohnung, der von der Straße hochgewachsene Weinstock, der sich oben auf der Terrasse zur Laube entfaltete und im Herbst schwere, dunkle Trauben trug, sie bildeten ein untrennbares, organisches Ganzes, das er im Herzen aufbewahrte und wofür er sich verantwortlich fühlte …

Wären seine frühesten Erinnerungen in einem elenden Bauernhaus oder einer häßlichen Mietskaserne verwurzelt gewesen, er hätte es wahrscheinlich leichter hingenommen, daß diese teilweise oder vollständig etwas Neuem weichen mußten. Die Unverschämtheit aber, mit der man sich hier – in einer Epoche, die ohnehin nichts Schönes hervorzubringen vermochte – an einem Produkt menschlicher Schöpferkraft und Güte vergangen hatte, und die perverse Tatsache, daß diese architektonische Verstümmelung von vermeintlichen Kunstverständigen beschlossen worden war, sie wollten ihm nicht in den Kopf.

Waren Gemeindevertreter bestochen worden, um eine solche Verunstaltung zuzulassen? Oder war ihnen dieses mit einwandfreien, sachlichen Argumenten dargelegte Vorhaben derart jedem natürlichen Empfinden entgegengesetzt erschienen, daß sie sprachlos ihre Unterschriften unter den Antrag gesetzt hatten? Einerlei, die Unfähigkeit, eine adäquate Lösung für den unbestreitbaren Platzmangel zu finden, stellte für Thomas die gesamte Arbeit angesehener Gelehrter in dieser vorm Ersten Weltkrieg von einer wohlhabenden Jüdin ins Leben gerufenen Bibliothek in Frage.

So dachte er damals, ohne weiterführende Überlegungen anzustellen. Bis er einige Jahre darauf zufällig einem ehemaligen Klassenkameraden begegnete und dieser ihm erzählte, daß die bereits zu seiner Zeit begonnene Verlegung der Schule in die Zweckbauten eines Außenbezirks inzwischen abgeschlossen sei und das Goethe-Institut seine vornehme Adresse unweit der Piazza Venezia aufgegeben habe, um in das leerstehende Gebäude umzusiedeln. Ohne die näheren Umstände dieser Entscheidung zu kennen, konnte Thomas nicht umhin, sie buchhalterischer Engstirnigkeit zuzuschreiben. Als er aber erfuhr, daß der stattliche, 1890 entstandene Bau – von vornherein großzügig als Lehranstalt konzipiert und genutzt und 1936 nach zähen Verhandlungen von amerikanischen Methodistinnen erworben – wie ein zu präparierender Vogel ausgenommen worden war, daß ein gewissenloser Wille die zwei marmornen Stiegenbögen, welche von der Hausmeisterloge zu den Unterrichtsräumen der Volksschüler im ersten Stock hochführten, hatte zertrümmern lassen, wandelte sich sein ungläubiges Kopfschütteln wiederum in bitteren Zorn. Und ihm dämmerte, daß die beiden Verbrechen ein und dieselbe Handschrift tragen mußten.

Das ganze Ausmaß nachkriegsdeutscher Geisteshaltung ging ihm allerdings erst viel später, beim Gespräch mit der Bedienung einer alten Münchner Gaststätte auf. Draußen schneite es, und drinnen war die Heizung kaputt. Was aufgrund des im Lauf der Jahrzehnte installierten Stückwerks offenbar des öfteren passierte. Um dem Übel abzuhelfen, meinte die arglose Frau, hätte man das äußerlich leider unantastbare Häuschen einfach entkernen und funktional und zweckmäßig wiederherstellen sollen.

Woher kannte dieser schlichte, ungebildete Mensch eine solche Bedeutung des Wortes *entkernen* überhaupt? Eine Bedeutung, der Thomas vor Jahren erstmals in einer deutschen Zeitung begegnet war und die ihm trotz seiner intensiven Beschäftigung mit Sprache nie von selbst in den Sinn gekommen wäre, weil sie keinen Sinn ergab. Es sei denn, diejenigen, die das Wort derweise benutzten, hatten sich ihrer eigenen Identität entledigt, um nur mehr als Fassade fortzubestehen. In diesem Fall mochten sie, was sie sich selbst angetan, unerschrocken auf alle Erscheinungen der Außenwelt übertragen …

Der Straßenzug, in dem Thomas sich sein wahrscheinlich letztes Heim eingerichtet hatte, verfügte nach Entfernung der Straßenbahngleise nur mehr über wenige greifbare Beweise dafür, daß es eine Zeit vor unserer Zeit gegeben hatte. Einer davon waren die gußeisernen Jugendstilrahmen seiner beiden wandgroßen Ladenfenster. Und selbige verdankten ihre Existenz einzig der Hartnäckigkeit, mit der er sich den Renovierungsplänen des früheren Besitzers widersetzt hatte, bevor es ihm gelungen war, das Lokal und die darüberliegende Wohnung mit Hilfe eines Bankkredits zu erwerben.

Andererseits, so wie mit unbeirrbarer Gleichgültigkeit die Überreste rückwärts weisenden menschlichen Fleißes und Geschicks übertüncht oder entfernt wurden, verschwanden auch die letzten noch nicht von der Immobilienspekulation in Beschlag genommenen, unkrautbewachsenen Flecken in einer ansonsten bis in die geheimsten Wünsche wohlgeordneten Stadt: Freiflächen, auf denen die Phantasie eines dem Spielplatz entkommenen Kindes walten konnte, Zigeuner sich vorübergehend niederließen oder ein kleiner Zirkus zuweilen sein Zelt aufbaute.

Jenseits der etwa hundert Meter entfernten Kreuzung mit der Ausfahrtsstraße hatte es bis vor kurzem noch ein solches Niemandsland gegeben. Wenn Thomas sich seiner entsann, stieg in ihm der Geruch von sommerlicher Hitze in einer menschenleeren Stadt auf, und er sah die auf staubigem Boden still und sorgsam ihre Motorräder oder kuriose Geländewagen rüstenden Einzelgänger. Wohin sie fahren würden, wußte er nicht, vielleicht nach Griechenland oder in den Orient. In ihren Gesichtern aber vermeinte er den Glauben an eine Zukunft zu lesen.

Thomas drehte sich bereits die dritte Zigarette. Da rief ihm eine jener geheimnisvollen Gedankenverbindungen, die vom stetigen unbemerkten Arbeiten unserer Seele zeugen, eine inzwischen drei Jahrzehnte zurückliegende Erfahrung ins Gedächtnis.

Das Schicksal hatte ihn damals nach München verschlagen. In eine Stadt, die wenige Zugstunden von seinem Geburtsland entfernt lag, die ihm durch ihre literarische Vergangenheit vertraut war und eigentlich nur ein vorübergehendes Asyl bieten sollte.

Da geschah es im Lauf der ersten Jahre wiederholt, daß er nach kurzen Aufenthalten im Ausland bei seiner Rückkehr jedesmal wie von einer Halluzination heimgesucht wurde. Es war, als würde er beim Aussteigen aus dem Zug eine reale Welt verlassen und auf dem Bahnsteig in eine irreale eintauchen, wo sinnliche Wahrnehmungen keine Bedeutung mehr hatten.

Erst nachdem er in den Straßen draußen viele Schritte getan hatte, löste sich dieses Hirngespinst allmählich auf. Es lag ihm dann noch eine Weile schmerzvoll auf dem Gemüt, ehe der überlebenswichtige Einklang mit der Umgebung endgültig wiederhergestellt war.

Thomas mochte nur zwei Tage in Siena gewesen sein, bei seiner Ankunft am Münchner Hauptbahnhof war es ihm, als habe er zuletzt unendlich viel Seelennahrung aufgenommen und sei beim Verlassen des Zuges unversehens in eine körperlose, die Kehle zuschnürende Leere geraten …

Immer wieder stellten ihm Leute, wenn er seine Herkunft erwähnte, die läppische Frage, was ihn denn dazu bewogen habe, das schöne Italien zu verlassen. Anfangs dienten nicht näher bestimmte Lebensumstände zur Erklärung. Bei einfältigen Gesprächspartnern reichte ein Hinweis auf die besseren Verdienstmöglichkeiten hierzulande. Und auf jeden Fall vergingen ungezählte regenreiche Frühlinge, ohne daß seine feste Überzeugung, nur auf Besuch zu sein, sichtbare Risse bekommen hätte.

Bis ihm eines Tages, nach einer längeren Autoreise durch Ligurien und Südfrankreich, auf bayerischen Landstraßen Richtung München fahrend, plötzlich aufgegangen war, warum er die Aufgabe seines *vorläufigen* Wohnsitzes nie ernsthaft ins Auge faßte.

In Nervi hatte er gut gespeist und sich der prächtigen Vegetation des Parks erfreut, in Rapallo einen auf große Handwerkstradition verweisenden Strohhut erstanden, in San Remo eine an Kindheitserinnerungen rührende, abendlich verlassene Badeanstalt aufgesucht und nach langer Zeit wieder im lauen, liebkosenden Meeresschaum gelegen. Doch waren die Bilder fragmentarisch geblieben, beherrscht von dem beklemmenden Gefühl, daß um ihn herum alles unweigerlich dem Verfall preisgegeben sei. Ein erbitterter Individualismus, der verantwortliches Denken und Handeln nicht zuließ, ermöglichte auf dieser von mediterranen Einflüssen begünstigten Halbinsel zwar immer noch erstaunliche Einzelleistungen – auch dank eines unerschöpflichen kulturellen Erbes –, dem gesitteten Zusammenleben war er nicht zuträglich. Und Thomas, der die Anzeichen allenthalben grassierender Willkür und Zersetzung bereits in früher Jugend beobachtet hatte, fiel es plötzlich schwer, sich hier einen Ort vorzustellen, an dem er seine Zelte hätte aufschlagen können.

Die französische Riviera und das Innere der Provence offenbarten ihm dann eine durch den rationalen Pariser Zentralismus geprägte Situation, die sich ganz anders, aber nicht weniger alptraumartig darstellte. Auf Hügeln gelegene, verlassene Dörfer, deren totes Gemäuer für zeitweilig der abstrakten Idee von Natur frönende Großstädter parzelliert und steril hergerichtet worden war. Und an der Küste schäbige Cafés und Restaurants, die so aussahen, als habe man sie nur für die kurze Sommersaison hochgezogen, um sie hernach wieder abzureißen. Bei allen liebenswerten, wenn auch oft zur Formel erstarrten Umgangsformen, die einzige treibende Kraft schien ein in der Hauptstadt vom Schreibtisch aus organisierter Geldverkehr zu sein.

Das unübertroffene Paradigma solcher Entmaterialisierung aber blieb für ihn Avignon. Im unbewohnten Zentrum mehrstöckige, herrschaftliche Häuser, deren glänzende Messingschilder von Rechtsanwälten und Ärzten kündeten und einen seltsamen Kontrast zu den mit Brettern vernagelten Eingangstoren bildeten. An der Zufahrtsstraße zum berühmten Papstpalast rechts und links Imbißlokale und Eiscafés (unter ihnen ein Mövenpick), die sich durch ihre weitflächige Plastikbestuhlung auszeichneten. Und auf dem Vorplatz der von turbulenter Kirchengeschichte zeugenden Residenz ein selbstgefälliger Mulatte, der, umgeben von einer gelangweilten Menge, mit seinen Inline-Skates endlos dieselben akrobatischen Kunststücke vollführte ...

So kam es denn, daß die bayerischen Bauernhöfe

und Dörfer, die ihm gelegentlich früherer Ausflüge aufs Land manch abschätzige Bemerkung entlockt hatten, bei dieser Rückfahrt ihren beruhigend soliden Charakter enthüllten. Und wenn die Stadt auch keine Heimatgefühle in ihm zu wecken vermochte – Thomas empfand doch erstmals Dankbarkeit für die sichere Zuflucht.

Warum war aus dieser Dankbarkeit nie Liebe geworden? Allenfalls eine manchmal verschämt aufblitzende Zuneigung für einzelne Individuen, die im Gegenüber ohnehin keine Empfänglichkeit fand. Und wo hatte das ungewöhnliche Verhältnis überhaupt seinen Anfang genommen?

Die Menschen, unter denen Thomas aufwuchs, wurden in der Regel für einige Jahre nach Rom versetzt. Kaum aber hatten sie ein wenig die dortige Luft geschnuppert, legten sie allen Zwang ab und benahmen sich, als hätten sie es nie anders gekannt. Für ihn, der Deutsche eigentlich mit den ihre totale Verunsicherung auf lächerliche Weise überspielenden Touristen oder einsamen Spiegel-Lesern in leeren Zugabteilen identifizierte, der von ihrem Land nicht die geringste Vorstellung hatte, wenngleich er mit ihm, warum auch immer, das Traumbild einer finsteren, unwirtlichen, unbedingt zu meidenden Gegend verband – für ihn waren diese Menschen, mit denen er außerhalb der Familie vor allem zu tun hatte, liebenswerte Fremde, nicht anders als die Italiener auf den

Straßen, in ihren Geschäften oder Werkstätten. Liebenswert, da die Stadt offensichtlich gar keine Unfreundlichkeit zuließ; und fremd die ersten, weil ihnen die Umgebung, in der sie sich unzweifelhaft wohl fühlten, nicht von Geburt vertraut war, die zweiten, weil das einfache Volk, mit dem er fast ausschließlich verkehrte, sich aus in begrenzten Lebensbereichen verwurzelten Originalen zusammensetzte.

Daß es eine deutsche Kultur gab und daß er von ihr geprägt war, wußte er bis zum Erreichen seiner Volljährigkeit nicht. Und hätte Edoardo an jenem schicksalhaften Januartag nicht zum Telefon gegriffen und dem völlig Überraschten vorgeschlagen, sich mit ihm auf der Piazza Navona zu treffen (nachdem er zuvor verbotenerweise seine an die kleine Schwester und erste *Freundin* geschriebenen Briefe gelesen hatte) – Thomas wäre mit der schwierigen Selbstfindung vielleicht nie zu Rande gekommen ...

Im Geschichtsunterricht waren akribisch die Krönungsjahre von Pippin dem Kleinen und Karl dem Großen, längst vergessene Schlachten und ewige Grenzverschiebungen durchgenommen worden. Nach Bismarck und der Reichsgründung hatte sich offenbar nichts Nennenswertes mehr ereignet.

Der Musiklehrer äußerte sich verächtlich über die Versuche einer Pop spielenden Schulband und wollte der musikalisch durchaus ungebildeten Klasse zunächst Besonderheiten von Beethovens Kompositionstechnik nahebringen. Zuletzt glaubte er der ausufernden Unruhe während des Unterrichts durch eine unvermittelte Kehrtwendung hin zur zeitgenössischen Tonkunst Herr zu werden, verteilte Kochtöpfe, Deckel und Löffel und forderte die verblüfften Rebellen auf, nach dem auf einer *Partitur* grob angedeuteten Rhythmus zu musizieren, beziehungsweise Lärm zu produzieren.

Das Studium der Muttersprache schließlich, im höchsten Grade geeignet, die eigentümliche Geistesentwicklung unserer Vorfahren zu vermitteln, hatte mit dem erfolglosen Auswendiglernen der *Glocke* begonnen und führte dann über die ebenso mißlungenen Interpretationen von Rilkes Gedichten zur freundlichen Aufforderung, in den Sommerferien doch bitte die *Buddenbrooks* und die *Blechtrommel* zu lesen. Wozu sich Thomas beim besten Willen nicht durchringen konnte, da ihm der eine Roman langweilig und der andere unlesbar erschien. Außerdem ahnte er wohl, daß man aufgrund der im Lehrbetrieb verbreiteten Laxheit sowieso gnädig über eine Kontrolle der erfolgten Lektüre hinwegsehen würde …

Als er sich mit leichtem Herzklopfen aufmachte, den von der Schwester wegen seiner großen Belesenheit bewunderten Edoardo kennenzulernen, waren die Voraussetzungen für eine dauerhafte Freundschaft also denkbar ungünstig gewesen. Im übrigen hatte er den bildhübschen jungen Mann bereits zweimal gesehen, jedoch nur einen Gruß mit ihm gewechselt und wäre bei dessen recht kaltem, selbstbewußtem

Auftreten nie auf den Gedanken verfallen, von sich aus seine Bekanntschaft machen zu wollen.

Worüber sie bei ihrem ersten Treffen gesprochen hatten, wußte er jetzt nicht mehr. Es mochte ein vorsichtiges gegenseitiges Sichherantasten gewesen sein. Doch während sie plaudernd durch die ruhigen Gassen um die deutsche katholische Kirche schlenderten und Thomas den erstaunten Edoardo, um Eindruck zu machen, am hellichten Vormittag einlud, in einer menschenleeren, fast ausschließlich aus weißem Marmor bestehenden Weinschenke ein Viertel Weißen zu trinken – während sie über Gott und die Welt redeten, mußte, bei aller Verschiedenheit der Gemütsart und der erhaltenen Erziehung, eines rasch klargeworden sein: daß sie es beide sehr ernst mit dem Leben meinten, daß sie von ihm verlangten, was ihnen bei den von klein auf geweckten Erwartungen zustand.

Woraus bilden sich die Sehnsüchte von Menschen, die noch nach ihrer Bestimmung auf Erden suchen? Aus den Eindrücken, die sie in jungen Jahren unbewußt sammeln und aus denen sie, ordnend, über dieselben hinausgehende Ansprüche entwickeln. Wie liebesfähige Eltern wünschen, daß ihre Kinder es einmal besser haben mögen, betrachten die mühsam den Status der Verantwortungslosigkeit Überwindenden alles bisher Aufgenommene als selbstverständliche Grundlage, auf der es aufzubauen gilt.

Und was hatte die Gunst eines vorteilhaften Jahrgangs und Geburtsorts den zwei fast Gleichaltrigen nicht zuteil werden lassen! Eine Stadt, in der sich die abendländischen Geisteserrungenschaften auf Schritt und Tritt offenbarten wie in keinem Geschichtsbuch und die empfängliche Seele sich bewegen konnte wie ein Fisch in den Abgründen des Meeres, ohne Rücksicht auf gesellschaftliche Stellungen und moralische Verpflichtungen nehmen zu müssen. Denn es war die glückliche Epoche nach dem Wüten der Weltkriege, die kurze Atempause zwischen der verheerenden Abschaffung alter Privilegien und Vorurteile und dem vernunftwidrigen Auftrumpfen eines neue Zwänge schaffenden Massenkonsums, eine Zeit, atmosphärisch von bürgerlicher Rechtschaffenheit und humanistischen Idealen bestimmt. Für Thomas und Edoardo aber bedeutete der freie Umgang mit den Hinterlassenschaften der Adelsgeschlechter, inmitten einer sorglos gesitteten Menschheit, die Aufforderung, sich selbst ebenbürtig zu zeigen und nach mehr zu streben als nach irgendeinem begrenzten Tätigkeitsbereich.

Dieses unausgesprochene Einvernehmen hatte bald tägliche Begegnungen zur Folge, einen dreitägigen Aufenthalt in Florenz und einen zweimonatigen in Paris. Und Thomas erfuhr auf den endlosen Spaziergängen in einem bis dahin nicht geahnten Maße die befruchtende Kraft des Austausches mit einem gleichwertigen, ehrlichen Wesen. Ja er kam zu dem Schluß, daß eine Auflösung des menschlichen Daseinsrätsels überhaupt nur durch einen solchen möglich sei.

Darüber hinaus wußte Edoardo wortgewaltig von

Romanen der Weltliteratur, von Dostojewskis Raskolnikow etwa, zu erzählen, als hätte er sie selbst geschrieben. Und eines Tages brachte er ihm den am Bücherstand vor dem Pantheon für ein Examen erworbenen vergilbten und bereits zerfallenden *Zauberberg*, herausgegeben von Lavinia Mazucchetti – nachdem er sich zuvor bereits in detaillierten Schilderungen der Hauptfiguren ergangen hatte …

Wie viele intensive, gedankenverlorene Stunden verbrachte Thomas mit dem Buch, unter den Pinien der *Villa Pamphilij* im Gras liegend.

Dieser erst seit kurzem der Allgemeinheit zugängliche Park, von einer zwei Meter hohen Mauer umgeben, hinter der achtstöckige Wohnhäuser emporragten, dieses damals noch wenig besuchte Paradies aus bewegter Naturlandschaft und einer darin, gleich archäologischen Resten, ruhenden Residenz des 17. Jahrhunderts, mit einem Brunnen, dessen feine Wasserstrahlen aus den Mündern fratzenhafter Masken männlicher und weiblicher Faune kamen, und einer langen Freitreppe, über der jeden Abend die Sonne unterging – dieser abgelegene Ort, inmitten einer schon von moderner Hektik und Unordnung gezeichneten Großstadt, bildete den idealen Hintergrund, um die in einer weltfernen Gebirgsgegend angesiedelten Auseinandersetzungen über die Grundfragen europäischer Moral mit voller Hingabe zu verfolgen. Und der überwältigte Leser hatte zuweilen das seltsame Gefühl, bei dem rein geistigen Abenteuer mehr zu erleben und zu lernen als in den dreizehn zurückliegenden, meist wenig aufregenden Schuljahren.

Merkwürdig fand er es im nachhinein auch, daß seine Einführung in die Freuden des Lesens (er hatte bis dahin, außer einigen Indianergeschichten und germanischen Sagen, wenig Erbauliches in den Händen gehabt) auf einem solchen Niveau hatte stattfinden können; daß er derart mühelos in eine Gedankenwelt eingetaucht war, mit der er sich bewußt nie beschäftigt hatte. Erklären ließ sich das, wenn überhaupt, nur damit, daß seine Erzieher das Erbe ihrer Vorfahren verinnerlicht und unbemerkt an ihn weitergegeben haben mußten.

Ebenso verwunderlich erschien es, daß ein italienischer Freund ihm Zugang zu den letzten Höhepunkten vaterländischer Literatur verschafft hatte – wenn auch irgendwie folgerichtig. Waren es nicht zwei seiner Landsleute, die mit verständnisvollem Feingefühl und liebevollem Fleiß ihr Leben einer bis dahin nicht existierenden ernsthaften Gesamtausgabe von Nietzsches Werken widmeten?

Noch heute mutete es Thomas befremdlich an, wie hierzulande mit dem Vermächtnis jener einzigartigen Familie umgegangen wurde. Biographien oder eine schöne Taschenbuchausgabe von *Joseph und seine Brüder* kamen auf den Markt – warum und für wen? Die große Mehrheit stand einer solchen Produktion ohnehin ahnungslos, wenn nicht feindselig gegenüber.

Und unter den relativ wenigen, die sich von derartigen Veröffentlichungen anziehen ließen, hatte er nie einen einzigen angetroffen, bei dem eine echte Sympathie für den großen Dichter und Denker nachweisbar gewesen wäre.

Das durch die Verkaufszahlen belegte Interesse am Autor des *Zauberberg* und seinem Anhang konnte also nicht einer Suche nach der eigenen Herkunft oder einem gesunden Stolz auf die eigenen Vorfahren, einem Gefühl der Zugehörigkeit entspringen, sondern drückte lediglich aus, daß sich hier jemand völlig unangebrachterweise etwas auf die weltweit anerkannten Verdienste eines *Deutschen* einbildete.

Thomas erinnerte sich des Vortrags, den ein namhafter Kritiker gehalten hatte, als die Tagebücher des Lübecker Bürgersohns in zehn umfangreichen Bänden herauskamen. Zunächst war er erstaunt gewesen, daß der Redner diesen anspruchslosen Aufzeichnungen wiederholt ihre sprachliche und geistige Genialität zuerkannte. Als er sich die in einer kleinen noblen Broschüre abgedruckten Ausführungen aber später noch einmal zu Gemüte führte, fiel ihm sofort auf, wie die gönnerhaften Zugeständnisse in eine seichte, Gegner und Pseudoliebhaber gleichermaßen zufriedenstellende Rhetorik eingebettet waren.

Was konnte man auch anderes von einem sogenannten Spitzenintellektuellen erwarten, der seine Vorliebe für klassische Musik und seine Analysen unzähliger Aufführungen glaubte rechtfertigen zu müssen, indem er den Begriff der *Hochkultur* gegen die sogenannte *Spaßkultur* abzugrenzen suchte, und im selben Atemzug behauptete, seine lebenslange Beschäftigung mit den göttlichen Schöpfungen von Mozart oder Schubert und ihren Interpreten habe ihm stets Spaß gemacht?

Ohne rechten Übergang kamen Thomas die vielen Gäste in den Sinn, denen er die köstlichsten Gerichte vorsetzen konnte, ohne daß sie jemals mehr als das immer gleiche phantasielose „Lecker! Lecker!" herausbrachten.

Er zündete die Kerze auf dem Tisch an, um endlich die Einkaufsliste für den nicht mehr allzu fernen Morgen zu vervollständigen. Die Auberginen, die er am Abend zuvor geröstet, mit geriebenem Knoblauch, Olivenöl und Oregano gewürzt und, in Stückchen geschnitten, mit frischen Nudeln und Parmesan verzehrt hatte, waren außerordentlich schmackhaft gewesen (wenngleich Nunzia, die kleine sizilianische Mitarbeiterin, behauptete, daß sie den Vergleich mit denen ihrer Großmutter nicht aushielten). Und da es sich wie gewöhnlich um einen Zufallstreffer gehandelt hatte, mußte er dem Türken die aus Spanien stammende, hoffentlich noch volle Kiste abkaufen. Wobei er das Risiko einging, daß die restlichen Früchte nicht der Qualität der erworbenen Kostprobe entsprachen, sondern unachtsam oder vorsätzlich mit einigen hochwertigen Exemplaren vermischt worden waren.

Industrielle Produktion und weltweiter Vertrieb

hatten es mit sich gebracht, daß in wenigen Jahrzehnten Obst und Gemüse herangezüchtet wurde, bei dem Haltbarkeit und Aussehen die ausschlaggebenden Kriterien darstellten – während man die Auswahl bis dahin über Jahrhunderte vorwiegend unter Berücksichtigung des menschlichen Geschmackssinnes getroffen hatte. Gleichzeitig war die elementare Erkenntnis verlorengegangen, daß Frische die zweite unerläßliche Voraussetzung für eine kultivierte Küche ist …

In den letzten zwei Schuljahren kam die von Thomas mitbegründete politische Gruppe gern in der auch von Ingeborg Bachmann geliebten *Osteria della Quercia* zusammen, wo man, umgeben von einem lebhaften Treiben, zu lächerlichen Preisen königlich speisen konnte. Was nicht nur auf die Fähigkeiten der energischen, in Küche und Lokal waltenden Frauen aus dem Volk lag, sondern vor allem auf den etwa hundert Meter entfernten Markt des *Campo de Fiori* zurückzuführen war. Der Unterschied zwischen der unter dem Denkmal von Giordano Bruno feilgebotenen Ware und einem eben erst im Garten geernteten Blumenkohl oder direkt vom Fischer erhaltenen Muscheln war damals noch unwesentlich.

Solch vorteilhafte Bedingungen schienen heute natürlich unvorstellbar. Während aber das übermäßige Alter einer Artischocke oder eines Salatkopfs immerhin auf den ersten Blick erkennbar war, blieb für die Bestimmung der Güte im allgemeinen nur der Selbstversuch. Denn in dem Meer von pervertierten und reifungsunfähigen, geschmacklosen und mehligen Früchten unserer Erde, die eine gnadenlose Menschenfutterproduktion lieferte, tauchten unbegreiflicherweise hin und wieder absolute Ausnahmen auf, die es zu entdecken galt.

Zum Glück gab es einige verläßliche Spezialitäten, die er seit Jahren aus demselben Feinkostladen bezog, die frischen Eiertagliatelle und Ricottatortellini, die ihm der italienische Pastahersteller aus Rosenheim wöchentlich lieferte, kernige Brotsorten eines Kleinbäckers, die zusammen mit würzigem Olivenöl bereits eine kleine Mahlzeit ergaben, und das nach eigenem Rezept regelmäßig auf Vorrat bereitete Basilikumpesto. Angebote, mit denen er seine verwöhnte Kundschaft im Notfall, wenn er nichts Besseres gefunden oder ihn wieder einmal die große Unlust befallen hatte, vertrösten konnte.

Ja, die große Unlust ... Im Grunde war es allein das knapp ein Meter fünfzig hohe Energiebündel aus Syrakus mit den leuchtenden dunklen Augen, das ihn noch bei der Stange hielt; dieses siebenundzwanzigjährige Kind, diese lernwillige Analphabetin, diese stolze, treue Seele, die er eines Abends am Bahnhof kennengelernt hatte, als sie im Begriff war, nach unsäglichen Irrfahrten, von denen sie manchmal anekdotenhaft berichtete, in ihre Heimat zurückzukehren.

Nunzia war schnell zu einer notwendigen Hilfe, einer selbständigen Arbeitskraft, einer unverzichtbaren Gesellschaft geworden, als hätte sie ihr Leben lang nur auf diese Gelegenheit gewartet. Die Gäste zeigten sich eingenommen von ihr, und manche kamen vielleicht einzig, um sich an ihrer in gebrochenem, ausdrucksvollem Deutsch geäußerten Schlagfertigkeit zu ergötzen. Thomas aber, der eigentlich kein bißchen an die Vererbung moralischer und geistiger Eigenschaften glaubte, war zuweilen geneigt, in diesem ungebildeten Wesen alle Vorzüge der verschiedenen Völker, die einst über Sizilien geherrscht hatten, widergespiegelt zu sehen.

Trotz des Lobs und der Schmeicheleien, die ihr zuteil wurden, und obwohl es auch ihr klar sein mußte, daß der rege Geschäftsgang inzwischen ohne sie gar nicht mehr zu bewerkstelligen gewesen wäre, vermittelte Nunzia stets den Eindruck, als sei sie dankbar, für ihren Fleiß, ihre Aufnahmefähigkeit und Zuverlässigkeit eine so weitreichende Verwendung gefunden zu haben. Und wenn sie nicht gerade von ihrem Dämon heimgesucht wurde, was selten geschah und meist von kurzer Dauer war, erzeugte ihr intelligentes Aufgehen in den Forderungen des Tages einen vitalen Sog, der Thomas für Augenblicke sich selbst vergessen und alle Zweifel schweigen ließ …

Es gibt verschiedene Möglichkeiten, sich selbst zu vergessen. Der mittlerweile geläufigsten begegnen wir auf Schritt und Tritt in den ferngesteuerten Mitmenschen, die ihre Wurzellosigkeit keine zwei Minuten lang ertragen würden, wenn sie nicht ständig an ihren elektronischen Wunderdingern fingern dürften.

Ein zweiter, klassischer Weg zur Gedankenlosigkeit besteht darin, einen jener zahllosen Berufe zu ergreifen, die in der Moderne die gottgewollte Standeszugehörigkeit abgelöst haben. Wie schon Nietzsche in seinem *Menschliches Allzumenschliches* erklärt, stellt der Beruf eine Schutzwehr dar, hinter welche man sich, wenn Bedenken und Sorgen allgemeiner Art einen anfallen, erlaubtermaßen zurückziehen kann.

Die einzige Beschäftigung aber, die dem geistig regen Individuum dauerhaft ein Gefühl der Verwirklichung und Erfüllung schenkt, ist und bleibt die kreative. Nur wo es gelingt, aus unserem Innersten schöpfend, etwas zu gestalten, erübrigt sich das Fragen nach einem Sinn …

Mit achtzehn hatte Thomas erkannt, daß der Mensch im ständigen Bewußtsein der Schrecken und Greuel dieser Welt nicht lebensfähig sein würde. Diese Erleuchtung fiel zusammen mit dem Abschied vom Glauben, daß die Umsetzung politischer Ideen das menschliche Elend auf unserem Planeten beseitigen könnte, und der Einsicht, daß er selbst den Beweis für die Möglichkeit eines menschenwürdigen Daseins erbringen müsse. Und wozu diente alle nachfolgende Bereicherung durch Dichter und Denker, wozu das Wachstum im täglichen Austausch mit seinem Freund, wenn nicht der Konkretisierung solch intuitiver Erkenntnis?

Sieben Jahre hatten Edo und er unter Bauern gelebt, deren älteste Familienmitglieder nicht nur ein mustergültiges Italienisch sprachen, sondern ihnen auch zeigten, welche Schätze eine liebevolle Arbeit mit einfachstem Werkzeug der Erde zu entlocken vermag. Sie legten einen Garten an, stellten Möbel her, nähten Kleider und schafften Wandmalereien, die von einer begrenzten Handwerkskunst zeugten, aber nichtsdestoweniger eine schlichte, vollendete Schönheit besaßen und ihnen vor Augen führten, was machbar war.

Daneben verbrachten sie viel Zeit damit, sich anschaulich vorzustellen, wie eine autarke Gemeinschaft Gleichgesinnter aussehen könnte. Und dies waren im nachhinein wahrscheinlich die Stunden gewesen, in denen sie das Glück ihres Menschseins am stärksten empfunden hatten. Denn blieben die unverzichtbare eigene Schule für die Kinder, die Nützlichkeit mit höchster Baukunst vereinenden Häuser und Werkstätten, die lustvolle Landschaftsgestaltung und die reichen Ernten auch bloße Geistesprodukte, so handelte es sich doch nicht um abstrakte Begriffe oder wirklichkeitsfremde Wortspiele. Vielmehr schien ihnen ihr bis ins Detail skizziertes künftiges Leben zum Greifen nahe …

Da das in ihnen schon früh erwachte Verlangen, die Materie zu formen, sich aber mit Gedankenflügen und Plänen nicht begnügen konnte, sondern eine sofortige Befriedigung forderte, ergab es sich wie von selbst, daß sie schon bald zu schreiben begannen.

Warum schreiben und nicht Musik komponieren oder Bilder, Plastiken, Baukunstwerke schaffen? Auch diese Entscheidung hatte sich gewissermaßen von selbst ergeben. Waren nicht die letzten Tonkünstler, die von ihrer Arbeit leben und sich am Morgen in den Spiegel schauen konnten, für die Filmindustrie tätig gewesen, als es dort noch nennenswerte Regisseure gab? Und die bildenden Künste? Schon im Schulalter hatten Edo und er ein ausgeprägtes Talent auf diesem Gebiet gezeigt. Aus der Veranlagung einen Beruf zu machen, hätte allerdings bedeutet, einem perversen Verein beizutreten, der über schamlose Experten, gewinnsüchtige Galleristen und börsenorientierte Investoren den Preis bunter Leinwände und lächerlicher Skulpturen festlegt, und zu so viel Selbstverleugnung waren sie weder fähig noch bereit. Oder hätten sie sich vielleicht mit architektonischen Schöpfungen hervortun sollen, die, dem ökonomischen Zwang zum primitiven, geometrischen Muster gehorchend, dank einer rasanten technischen Entwicklung immerhin mit eindrucksvollen Deformationen Aufsehen erregen konnten?

Es blieb ihnen keine andere Wahl, als sich der Literatur zuzuwenden. Und im übrigen herrschte in der Kulturwelt eine solche Verwirrung, ein derart leichtfertiger, respektloser Umgang mit dem geistigen Erbe, daß es ihnen ein natürliches Bedürfnis war, mit klarem, unmißverständlichem Wort dagegen anzugehen …

So verschieden ihre familiären Hintergründe und ihre persönlichen Charaktere waren, so unterschiedlich stellte sich auch dar, was dabei herauskam.

Edo schrieb eine erste epische Dichtung, bestehend aus sieben Kapiteln, die von einem reichen Innenleben geprägtes Phantastisches, eine Erweckung der archaischen Welt seiner Vorfahren und satirische Blicke auf die dem Ideal so fernstehenden heutigen Deutschen verwob und sich, neben einer bezaubernden Beobachtungsgabe, durch einen ebenso freien wie sicheren Umgang mit der italienischen Sprache auszeichnete.

Der eigenen Tradition verpflichtet, zeichnete Thomas in seinem Entwicklungsroman die Auseinandersetzung einer jungen Seele mit den Lebensbedingungen und Ideologien der Zeit. Und solche Erfahrungen und Überlegungen mündeten in der Erkenntnis, daß die Bestimmung des Menschen die formvollendete Schöpfung sei; daß wissenschaftlicher und technischer Fortschritt nur so genannt werden konnten, wenn sie diesem seinem Grundbedürfnis dienten; daß Kunst nicht länger Aufgabe und Privileg einzelner Auserwählter, sondern die Frucht allen menschlichen Wirkens sein mußte.

Schriftsteller werden im Laufe ihres Schaffensprozesses von Zweifeln aller Art geplagt – das kann inzwischen als Gemeinplatz angesehen werden. Weniger bekannt ist die Tatsache, daß sie mit untrüglichem Gespür merken, wenn etwas die einzig passende Form gefunden hat – sei es ein Satz, ein Kapitel oder die gesamte Erzählung. Und diesem ihrem Wissen vertrauen sie mehr als der Vorhersehbarkeit elementarer Naturphänomene. Es bedarf nicht einmal der Bestätigung durch die Mitmenschen – obwohl eine solche natürlich guttut und den Glauben an die eigene Urteilskraft stärkt.

Als die zwei Neulinge ihre Manuskripte, mit kurzem Begleitschreiben und sorgfältig verpackt, an mehrere Verlage verschickten, waren sie daher sehr zuversichtlich. Und wenngleich sie keine Ahnung hatten, was eine Veröffentlichung im einzelnen mit sich bringen würde, erwarteten sie doch einen Lohn für ihre Mühen, der ihnen bei der Gründung einer keimfähigen Lebensgemeinschaft helfen sollte. Eine ergänzende Folge der Verbreitung ihrer Bücher würde darin bestehen, jede langwierige Überzeugungsarbeit überflüssig zu machen und sie direkt mit den ersehnten Mitstreitern in Kontakt zu setzen …

Die Wochen nach dem Gang zum Postamt waren erfüllt von dem wohltuenden Bewußtsein, daß alles auf Erden, trotz allem, seine Richtigkeit habe. Der Wein aus dem Keller nebenan schmeckte danach, die Lebenskraft, welche sie bei jedem Spatenstich im Garten verspürten, zeugte davon, und auch die Abende in Gesellschaft eines alten Ehepaars, das mit überaus köstlichen Kichererbsen und einem nie versiegenden Geschichtenreichtum aufwartete, stimmten in den allgemeinen Hochgesang ein. Die Berechnung der voraussichtlichen Einnahmen und die Suche nach einem geeigneten Grundstück sowie die Vorstellung, daß Übersetzungen in fremde Sprachen die besten Köpfe anderer Länder herbeirufen würden, steigerten den Einklang mit dem Ganzen aber zu wahrer Seligkeit.

Lange zehrten sie von diesen Aussichten und dem daraus erwachsenden Frohsinn. Selbst einige vorhersehbare, die Gesetze des Buchmarkts beschwörende, abschlägige Antworten konnten dem nichts anhaben. Und erst als der letzte Lektor, bei allem Lob für das Geleistete, eine Zusammenarbeit eindeutig ausschloß, trat langsam Ernüchterung ein.

Besonders denkwürdig erschienen zwei Absagen von traditionsreichen Häusern, die eine an Thomas, die andere an Edo gerichtet.

In der ersten behauptete eine am Ende freundlich grüßende Frau Doktor, sie habe den Text mit großem Interesse gelesen, sich letztendlich aber nicht für eine Veröffentlichung entscheiden können. Es sei sicherlich problematisch, heute noch im Stile eines T. Mann schreiben zu wollen …

Der Empfänger wußte zunächst nicht, ob er lachen oder weinen sollte. Wie war es möglich, daß eine solchen Unsinn von sich gebende Person für einen angesehenen Verlag arbeitete? In einer völlig anderen Epoche und Umgebung aufgewachsen, sollte Thomas nichts Besseres zu tun haben, als die Schreibweise eines längst der Klassik angehörenden Dichters nachzuahmen? Oder gab die Dame mit ihrer Äußerung einfach zu verstehen, daß einer, der heute ein gutes Deutsch schreibt und nicht davor zurückschreckt, das heilige Erbe anzunehmen und fortzuführen, unzeitgemäß sein muß?

Der an Edo adressierte Brief zeichnete sich, den Gepflogenheiten des Landes entsprechend, durch eine schöne Rhetorik aus, die jedoch auf eine absurde Schlußfolgerung hinauslief. Es hieß darin zusammenfassend, die Verantwortlichen hätten großen Gefallen an dem Roman gefunden und auch das Publikum würde ihn gewiß zu schätzen wissen. Leider müßten bei der Auswahl aber heute Kriterien berücksichtigt werden, die nicht unbedingt mit der Qualität eines Werks zu tun hätten. Auf Verständnis hoffend, empfehle man sich hochachtungsvoll.

Die zwei Freunde waren jung. Und nachdem sie das Ergebnis, die nationalen Unterschiede hervorhebend, ausführlich analysiert und sich zur Genüge über die Kurzsichtigkeit und die Verlogenheit des Literaturbetriebs ereifert hatten, beschlossen sie, erst einmal nach Griechenland zu fahren.

Es war Spätsommer, und es war eine Zeit, in der ein derartiges Verlangen nach Ferne noch nicht zwangsläufig in eine Suche nach Last-Minute-Angeboten für einen kurzen All-Inclusive-Urlaub ausartete. Vielmehr stiegen die beiden, mit dem Notwendigsten versehen, in einen Zug Richtung Brindisi und setzten dort mit der Fähre über, ohne ein genaueres Ziel vor Augen zu haben. Es war damals noch möglich, daß vermeintliche Studenten, mit Hilfe eines Stipendiums und geringfügiger elterlicher Unterstützung, planlos zwei Monate am Meer verbrachten.

Mit dem Bus die Küste entlang, gelangten sie in ein Dorf, das ihren Ansprüchen genügte. Die Saison ging zu Ende, und bald verabschiedeten sich die letzten Familien. Zur Erinnerung ließen sie den vom Salzwasser abgewaschenen Inhalt Hunderter Sonnencremeflaschen zurück, der noch ein paar Tage am Strand schäumte. Dann waren Thomas und Edo mit den Einheimischen und sporadisch auftauchenden Fremden allein.

Die Bewohner des Ortes hatten sich für eine begrenzte Touristenflut in der heißen Jahreszeit eingerichtet, es gab mehrere kleine Hotels. Doch mit ihrer extrem schlichten Einrichtung und den vielleicht fünf Liter fassenden Behältern über den Waschbecken muteten die Zimmer wie ein von Kindern inszeniertes Geschäftemachen an.

Und da Edo ohnehin fließendes Wasser als erste und einzige Voraussetzung für einen Verbleib forderte, landeten sie endlich bei einem abgebrühten Typen, der angeblich in Hannover ein Lokal besaß und sein primitives Haus am Ausgang des Dorfes, wenige Schritte vom Meer entfernt, mittels Sperrplatten in sechs Kabinen mit jeweils zwei Betten verwandelt hatte, von denen er eine selbst benützte. Rechts neben dem Eingang zu diesem einzigen parzellierten Raum befand sich in einem winzigen Anbau ein Hockklo. Über dem Holzgitter am Boden aber, das in der Mitte ein Loch aufwies, reckte sich in der Höhe ein verrosteter Duscharm.

Als Thomas dem sonnengegerbten Weltmenschen zu verstehen gab, daß ihm die Schlafgelegenheit im Vergleich zum örtlichen Angebot etwas teuer erschien, zeigte sich dieser unbeeindruckt. Offenbar wußte er den Wert des durch das Klo abfließenden Wassers sehr wohl einzuschätzen. Mit einem nicht zu überbietenden Selbstbewußtsein verwies er noch auf die Preise in Deutschland.

Einerlei, der kleine Wucher war mit ihren Finanzen vereinbar. Und da sie ohnehin gedachten, sich tagsüber im Freien aufzuhalten, mochte auch die feldlagerartige Unterkunft in Ordnung gehen …

Die zeitlose Zeit, die nun folgte, hätte in einem Gläubigen den Glauben an die Vorsehung festigen können. Denn der von Ewigkeit sprechende, sich nie unterbrechende Wellengang, der Olivenwald mit seinen riesigen Bäumen und die von einer Blüte des venezianischen Handels berichtenden Festungsreste, die auf dem Holzsteg eingenommenen, immer gleichen und immer wieder befriedigenden Mahlzeiten sowie die vor dem Café unter echten alten Menschen verträumten Stunden, sie bildeten die ideale Voraussetzung, um mit dem, was geschehen war, ins Reine zu kommen.

Es war für beide kein Geheimnis, daß die Marktverhältnisse zunehmend die Herstellung und den Verkauf minderwertiger Ware förderten. Allein es wollte ihnen nicht eingehen, wie sich in der Literatur, dieser Domäne des freien Gedankens, eine solche Diktatur hatte durchsetzen können. Seit der Erfindung der Buchdruckerkunst hatte es neben einem Grimmelshausen, einem Cervantes oder einem Hašek stets auch belanglose und schnell wieder vergessene Erzähler gegeben, die aus später schwer nachvollziehbaren Gründen bei einem breiten Publikum äußerst beliebt gewesen waren. Was nicht hinderte, daß ernstzunehmende Dichtung in Ehren gehalten wurde und die Epochen überdauerte. Die Fähigkeit, das ewig Schöne zu erkennen, gehörte ganz offensichtlich zur menschlichen Natur …

Mit sechzehn hatte Thomas zum ersten Mal erfahren, daß seine ästhetische Wahrnehmung keine individuelle Eigenart, sondern etwas universell Gültiges darstellte. Er zeichnete damals gern, und Bleistifte verschiedener Härte und Schwärze waren ihm ebenso wunderbare, wertvolle Werkzeuge wie ein gutes Blatt Papier, das beim Radieren nicht gleich bröselte. Wenn aber auf dem weißen Untergrund eine natürlich wachsende, bis ins kleinste lebendige Wirklichkeit entstand, bereitete ihm das, was da geschah, eine ruhige Genugtuung, eine stille Freude. Er war weder sonderlich stolz auf die Ergebnisse, noch dachte er ernsthaft daran, Maler zu werden. Vielmehr war es ihm ein sehr intimes Vergnügen, kleine Fragmente einer als schön empfundenen Welt ans Licht zu bringen.

Eines Tages hatte der Kunstlehrer verkündet, daß seine Klasse die alljährliche Weihnachtskarte liefern sollte, die für wohltätige Zwecke verkauft werden würde; hatte längliche, glatte und mittig gefalzte Kartons verteilt und als Thema „Weihnachten/Krieg und Frieden“ angegeben.

In den folgenden Wochen skizzierte Thomas mit Hilfe weniger, einfacher Elemente das festliche Idyll und die kriegerische Wirklichkeit und begann einige Stellen auszuarbeiten, ohne jedoch im geringsten auf die gesetzte Frist zu achten. Er fühlte sich weder von

Ehrgeiz noch von Pflichtgefühl getrieben, schlenderte zwischen den Tischen umher und bemerkte, daß alle seine Kameraden zwei getrennte Bilder zeichneten, während er selbst versuchte, einen Übergang zwischen den beiden Welten herzustellen. Im übrigen waren die meisten mit ihrer Karte schnell fertig, und wenn ihm die Ausführungen auch fast ausnahmslos ziemlich primitiv erschienen, so maß er der eigenen Fähigkeit, sorgfältiger zu gestalten, doch nicht mehr Bedeutung zu als den Französischkenntnissen seines in Genf aufgewachsenen Banknachbarn oder dem athletischen Körper des regelmäßig Sportfestmedaillen einheimsenden Berthold.

Anfang Dezember wurde alles eingesammelt, und einige Tage später rief ihn der Kunstlehrer zu sich. Er teilte ihm mit, die Lehrerschaft habe sich einstimmig für seinen Versuch ausgesprochen und wolle wissen, ob er sich zutraute, das nur in wenigen Details Erkennbare in einer Woche zu vervollständigen. Thomas traute es sich zu und nahm den Karton mit nach Hause …

Sicherlich hatte es ihn dann mit Glück erfüllt, als er seine kleine Zeichnung in vielen Exemplaren vor sich liegen sah. Vor allem aber hatte er zum ersten Mal bestätigt gefunden, daß es sich bei seinem ästhetischen Empfinden um keine individuelle Eigenart handelte.

Derselbe Mangel an Ehrgeiz von damals kennzeichnete ihn auch heute noch. Er bildete sich nichts ein auf seine Texte, verspürte allenfalls eine bedingungslose Freude, wenn er etwas wieder las, und wußte, daß es besser gelungen war als der Großteil dessen, was tagtäglich gedruckt wurde. Nur – warum hatten die Verantwortlichen kein Auge mehr dafür?

Thomas erinnerte sich, wie ihm, der über keine kunsthistorische Bildung verfügte, in jungen Jahren bei einer Wanderung durch den Louvre sofort die beispielhafte Meisterschaft in der antiken Klassik und der Renaissance aufgefallen war, die unübersehbare Vorrangstellung dieser Werke auf dem Gebiet der bildenden Kunst. Und wenn er danach in gelehrten Büchern sein Staunen und seine Bewunderung wiederfand, spüre er zuweilen jene Verbundenheit mit der Menschheit, die ihm sonst so oft abging …

Die hinter ihm, neben dem Durchgang zur Küche hängende Biedermeier-Pendeluhr schlug gerade drei, und die Kerze auf dem Tisch war längst erloschen, aber Thomas hatte noch keine Lust, zu Bett zu gehen. Er schenkte im Dunkeln Martini ein, drehte sich eine neue Zigarette und spann an seinen Gedanken weiter.

Mittlerweile war er zu dem Schluß gelangt, daß die Alleinherrschaft des schlechten Geschmacks denselben Ursprung hatte wie die Charakterlosigkeit in der Politik. Jede Aussage, die eine größere Gruppe zum Aufschrei verleiten konnte – was von den Medien automatisch aufgeblasen wurde –, war strikt zu vermeiden. Weshalb nur vorgebliche Sachlichkeit, unangreifbare Banalität und peinliche Verschrobenheit eine Daseinsberechtigung hatten. Auf sie konnten

Verleger ungefährdet und beliebig setzen in ihrem obsessiven Versuch, einen Bestseller zu landen. Guter Geschmack und höheres Urteilsvermögen aber waren zur Privatsache degradiert worden, durften auf keine öffentliche Fürsprache hoffen …

Thomas hatte das bereits in jenen fernen Tagen geahnt, als Sinne und Seele sich in der schützenden Bucht fast ausschließlich von den Spielen des Meeres nährten. Er sah voraus, daß die noch vereinzelt überlebende Ehrfurcht vor den Errungenschaften des Geistes bald verstummen würde; daß es binnen kurzem unmöglich sein würde, sich als Verfechter und Fortführer kultureller Tradition Gehör zu verschaffen. Und er erkannte die Notwendigkeit, sich, solange es noch irgend ging, einen Namen zu machen, ein Markenzeichen zu erwerben, mit dem er den Lauf der Dinge zwar nicht ändern, jedoch zumindest eine Stimme besitzen würde, um herausfordernd Einfluß nehmen und im übrigen sein eigenes Leben führen zu können.

Einen Film wollte er drehen. Nicht nur wegen seiner Vorliebe für die Bilder und der reizenden Aussicht, bewegte Bilder mit Wort und Musik zu bereichern, sondern in erster Linie, weil der Hunger nach diesen für die Massen hergestellten und ohne sie gar nicht denkbaren Kunstprodukten unstillbar war – ihn vorübergehend zu stillen aber bedeutete, vor den närrischen Förderern des allseitigen Bildungsverfalls einen Freipaß in der Hand zu haben.

Auch eine Geschichte hatte er schon im Sinn: die

des sienesischen Holzschnitzers und Restaurators Altero, der, von einer stolzen, jahrhundertealten Umgebung geprägt, sein wundervoll beherrschtes Handwerk nicht zur freien Schöpfung zu entfalten vermochte und melancholisch mit ansehen mußte, wie ein plumper Metzgersohn aus Fabrikholzeiern verschiedener Größe allerlei Objekte anfertigte und als *Künstler* hohes Ansehen genoß. Die Stadt und ihre Atmosphäre würden als Kulisse dienen, die Freundschaft mit einem aufmerksamen kleinen Mädchen, das nach Alteros Freitod die Werkstatt erbte, und ein illusionsloser, osteuropäischer Wandermusikant, der trotz aller Sympathie für den Helden der Geschichte weiterziehen wollte, das poetische Drama ergänzen.

Beim Schwimmen und beim Essen, im Schatten des fremdartigen Olivenwalds und im Café neben Kettchen schlagenden Greisen erzählte er dem Freund davon, räumte Zweifel betreffs technischer und finanzieller Schwierigkeiten aus, verwies auf junge Regisseure, die in den letzten Jahren mit begrenzten Mitteln angefangen und sich rasch etabliert hatten. Und Edo folgte seinen Überlegungen und zeigte sich bereit, an der Realisation des Projekts mitzuwirken.

Unverzüglich begannen sie, Orte für Innen- und Außenaufnahmen zu bestimmen, wählten einen stadtbekannten schwulen Schauspieler, der trotz maßloser Ehrsucht den Sprung auf die großen Bühnen nicht schaffte und sich noch immer von Mama verwöhnen ließ, für die Rolle des Bildhauers, schrieben an den polnischen Violinvirtuosen, der ihnen einmal in den

Straßen von Florenz mit seinen feinen Zügen und anmutigen Bewegungen aufgefallen war, einen langen Brief und beschlossen, die Entscheidung zwischen 8mm- und 16mm-Kamera erst nach der Heimkehr und eingehenderer Kalkulation zu fällen.

Ungeachtet aller gemeinsamen Begeisterung, merkte Thomas jedoch, daß Edo nicht ganz bei der Sache war. Die Ablehnung durch die vereinte Lektorenschaft hatte eine alte, nie richtig verheilte Wunde in ihm aufgerissen. Mochte er sich im Gespräch auch scharfzüngig und überlegen zeigen, die Aberkennung seiner Fähigkeiten traf ihn wie eine persönliche Beleidigung, eine beschämende Erniedrigung. Und da er sich das in seinem gesunden Selbstgefühl nicht eingestehen mochte, schimpfte er und ärgerte sich über die feigen, inkompetenten Verlagsleute mehr, als diese an Aufmerksamkeit verdienten – und mühte sich daneben unablässig, einen angesehenen Schriftsteller, Kritiker oder Gelehrten ausfindig zu machen, der seine Autorität in die Waagschale werfen und dem Übel abhelfen, Gerechtigkeit wiederherstellen konnte …

Aber, wie gesagt, die zwei Freunde waren jung. Im Besitz jener unerschöpflichen Kraft, die körperliche Strapazen und seelische Tiefschläge locker wegstecken läßt, weil sie gefühlsmäßig eine göttliche Unsterblichkeit verleiht, konnten sie sich nach heftigen Diskussionen, nach Verzweiflungsausbrüchen und Streit der liebkosenden Frische des durchsichtigen, jadegrünen Wassers hingeben, als sei nichts gewesen. Und sosehr Thomas von den Leiden seines Schicksalsgenossen bis ins Mark erschüttert wurde, kaum kehrte auf dessen Gesicht das Lächeln, die unwissend-wissende Lebenslust wieder, war auch für ihn alles vergessen.

Ungezählte Tage zweier Mondphasen vergingen, ohne daß es sie nach einem Ortswechsel verlangt hätte. Und als sich schließlich, zwischen Steinen und Pflanzen, Gerüchen und Geräuschen, die einst die Wiege eines geistreichen Menschentums gewesen waren, ihr Bedarf an Läuterung und Stärkung erschöpft hatte, stiegen sie eines Morgens in den kleinen, rundlichen Bus und ließen sich zur Fähre nach Italien bringen.

Zurück in der heimischen Hügellandschaft, erstand Thomas eine gebrauchte Schmalfilmkamera und fing an, sich mit den Einstellungen des Objektivs und des Lichtmessers vertraut zu machen. In Haus und Garten und bei der Nachbarschaft hielt er auf einem Dutzend Rollen sich selbst genügende Bilder und Szenen fest: ein Paar von jahrelangem Gebrauch geformte und gegerbte Schuhe; eine Pflugschar, von einer knochigen weißen Kuh gezogen, die mit einem gleichmäßigen, sauberen Schnitt das glänzende Erdreich umwälzte; die Silhouette seines Freunds, in der Abenddämmerung am eigenhändig gezimmerten Tisch vor einem aufgeschlagenen Buch sitzend – ein Idyll menschlichen Seelenfriedens, das zuletzt durch die der Kamera zugewandten fragenden Augen zum Leben erweckt wurde …

Als Edo und er aber nach Sichtung des Materials mit Schere und Klebestreifen zum Schnitt übergingen, wurde diese Arbeit zu einem berauschenden Erlebnis. Hatten sie auch bereits die meisten der künstlerisch wertvollen Kinofilme gesehen, welch ein Staunen und welch eine Wonne, den aus ihrer Umgebung herausgenommenen Bildern und Szenen durch eine bestimmte Reihenfolge und Dauer und den sich daraus ergebenden Rhythmus eine besondere Aussagekraft zu verleihen, sie auf musikalische Art in eine Geschichte zu verwandeln.

Eines Abends schauten sie sich das Ergebnis mit einigen alten Bauern und deren Enkelkindern an. Und die naive Freude, die diese an dem überraschenden Zusammenspiel wohlbekannter und doch irgendwie unbekannter Personen und Dinge hatten, bestärkte sie im Glauben, daß der Film, ähnlich der Musik, einen einfacheren, unmittelbareren Zugang zum Menschenherz findet als die Literatur.

Tags darauf brachte Thomas die ersten Zeilen des Drehbuchs zu Papier. Er tat sich ein wenig schwer mit den Dialogen, hätte am liebsten einen Stummfilm entworfen. Doch gab es ja genügend Beispiele von gesprochenen Filmen, in denen das Wort eine untergeordnete Rolle spielte. Eine Toccata für Cembalo von Froberger, die er damals hundertmal hören konnte und die ihm als Inbegriff zärtlicher Anmut und moralischer Vollkommenheit erschien, sollte das Leitmotiv bilden …

Indes war Edo eine Wette mit sich selbst eingegangen. Am einsamen Meeresstrand hatte er drei Kriminalromane von Agatha Christie gelesen und die immer gleichen Zutaten dieses Genres kennengelernt: ein Mord, eine vermeintlich logische Verknüpfung verräterischer Fakten, vom sympathischen Privatdetektiv aufgedeckt, und ein wenig Lokalkolorit.

Zu Lebzeiten der englischen Bestsellerautorin bot solch leicht verdauliche, eines gewissen Charmes nicht entbehrende Lektüre dem wohlerzogenen Großstadtmenschen eine unkomplizierte, anspruchslose Flucht aus dem grauen Alltag. Größere literarische Bedeutung wurde ihr nicht beigemessen.

Inzwischen aber hatte sich die Situation auf dem Buchmarkt grundlegend geändert. Kaum ein Roman – gleichgültig ob in Venedig oder New York, im mittelalterlichen Mönchskloster oder auf dem internationalen Oktoberfest angesiedelt – kam mehr ohne einen Mord aus. Oft gab es daneben noch den ermittelnden Kommissar oder Privatier, banale oder abstruse Erforschungen der menschlichen Psyche und einen aus den bekannten Angewohnheiten der Einheimischen (Spaghettiessen, Biertrinken etc.) bestehenden Hintergrund. Das Wesentliche aber blieb der Mord, dieses stärkste Reizmittel, um den durch existentielle Leere abgestumpften Weltbürger zum Weiterlesen zu verleiten.

Der Plan von Edo bestand nun darin, eine ihres Namens würdige Dichtung zu verfassen, die sich im parodistischen Kleid eines klassischen Kriminalromans präsentierte. Wer nicht aufpaßte, würde sich an der traditionellen Aufdeckung eines Verbrechens in etwas überspitzter und daher noch genüßlicherer Form erfreuen. Der aufmerksame Leser hingegen sollte am offensichtlich tieferen Gehalt des Werkes nicht weniger Gefallen finden als an der komisch-satirischen Veräppelung des Genres.

Fast ein Jahr lang verwandte Edo die fruchtbaren morgendlichen Stunden darauf, das Wunderding zu schaffen, mit dem er die Verleger hereinlegen wollte. Und Thomas, der den Freund bedingungslos liebte, dem die Schönheit seiner Seele, welche sich in jeder Geste, jedem Blick und jedem Wort spiegelte, das höchste Gut auf Erden bedeutete, Thomas saß derweil in der winterlich eisigen Küche vor dem brennend heißen Holzherd oder an Frühlingstagen inmitten blühender Klettererbsen und summender Insekten an seinem Filmmanuskript, war froh über die eigenen begrenzten Fortschritte und zugleich besorgt um die Ungestörtheit des anderen. Denn er wußte sehr wohl, daß die tägliche Materialisierung seines Genius, dieser kleine, großartige Identitätsnachweis, ungleich besser als jede Ermunterung oder Medizin schädliche Gedanken von seinem stets gefährdeten Geist fernzuhalten vermochte.

Eine zweite und nicht mindere Herausforderung stellte dann allerdings der nachmittägliche Vortrag des am Vormittag Geschaffenen dar. Edo erwartete von seinem Zuhörer nämlich eine glaubhafte, artikulierte

Anerkennung. Und wenn dieser zu sehr in eigenen Stimmungen und Interessen gefangen oder einfach nicht in der Lage war, die vorgelesenen Zeilen im Zusammenhang zu sehen, konnte das zu Unmutsäußerungen führen, die von einer lähmenden Niedergeschlagenheit bis hin zur Drohung, alles bisher Geschriebene zu vernichten, gingen.

Den einmal angerichteten Schaden wiedergutzumachen war schwierig. Eine glückliche humorvolle Äußerung konnte die schwarzen Wolken im Nu verjagen. Die meist harmlos beginnenden ernsthaften Auseinandersetzungen riefen hingegen, einer teuflischen Logik folgend, ein unkontrollierbares Crescendo zerstörerischer Reaktionen hervor. Jedes Wort wurde Thomas im Mund umgedreht, und nicht immer reichten am Ende Verzweiflungsausbrüche und Tränen, um das gepeinigte Herz des Freundes zu besänftigen …

An einem herrlichen Herbsttag, als die Parodie auf den weltweit dominierenden Krimi mit ihrem bezeichnenden Titel *Einladung zum Mord* endlich vollendet auf dem Arbeitstisch lag, waren all diese schrecklichen, ausweglosen Momente, all die schlaf- und hoffnungslosen Nächte nie gewesen. Und Thomas, der das Werk bis dahin stückweise und in unnatürlicher Anspannung kennengelernt hatte, fiel es nach einer ersten Lektüre nicht schwer, seinem Entzücken freien Lauf zu lassen.

Eine solch edle Sprachfertigkeit konnte nur der Symbiose aus italienischer Kunst und Landschaft entsprungen sein, dachte er bei sich, indem er das Gesicht des Freundes in beide Hände nahm und ihn auf den Mund küßte. Die handwerkliche Präzision ergab sich aus dem behandelten Gegenstand, wie gewisse alte Villen ein Produkt der sie umgebenden Natur zu sein scheinen.

Was die kinderreiche Familie des Antiquars betraf – mütterlicherseits aus England stammend und wohnhaft in einer fiktiven toskanischen Kleinstadtidylle –, bot sich diese mit ihrer dekadenten Unverschämtheit, ihrer modernen Wurzellosigkeit, ihrem Mangel an Anstand und Rückgrat geradezu von selbst als Opfer eines sensiblen und gelehrten, um die Wahrung seiner sorgsam errichteten Lebensgrundlage bedachten Mörders an. Das Herzstück des geistvollen Märchens aber bildete der Epilog, in dem Thomas die lebensweise Kraft eines J.S. Bach wiederfand, während Edo behauptete, Goethes Gespräche mit Eckermann hätten ihn dazu inspiriert.

Wie der Privatdetektiv den zierlichen alten Friedenthal in seiner Spitzweg nachempfundenen Dachterrassenklause von traumhafter, mediterraner Schlichtheit und Vornehmheit aufsuchte, wie er dem zu Tode Erschrockenen eröffnete, ihn als Urheber der Verbrechen ausgemacht zu haben, um ihm gleich darauf seine Freundschaft anzubieten, wie die beiden die Ereignisse noch einmal, jeder aus der eigenen Perspektive, durchgingen und zuletzt mit einem leuchtenden, schäumenden Most aufeinander anstießen – das war nicht nur unvergleichliche Poesie, es räumte auf mit einer sich seit der Abschaffung herkömmlicher Moral in allen Gesellschaftsschichten verbreitenden Geschmacklosigkeit und Verblödung, die als Freiheit verkauft und somit als unantastbar angesehen wurde.

Thomas gelang es diesmal, seine Bewunderung und Rührung derart überzeugend zu vermitteln, daß Edo nach dem festlichen Essen und Trinken in einer ländlichen Gastwirtschaft mit der kindlichen Zuversicht zu Bett ging, nunmehr den Sieg in der Tasche zu haben.

Seltsam, wie unwillkürlich das Leben seine Wege findet, ging es Thomas durch den Kopf, während er zum dritten Mal das Glas mit Eiswürfeln, Zitronenstücken und Martini füllte …

Warum trank er dieses süßliche, künstliche Gesöff eigentlich in letzter Zeit so oft? Verleitete ihn der sympathische, vor Monaten wiedergesehene Film mit Spencer Tracy dazu? Oder war es eine Gedankenverbindung mit den Cadillacs der amerikanischen Filmstars, die in seiner Kindheit regelmäßig im kleinen, noblen Hotel neben der Trinità dei Monti abstiegen, um von dort den exklusiven Ausblick zu genießen? … Wenige Schritte weit entfernt stand er selbst zuweilen an seinem großen Fenster und schaute auf die Ewige Stadt, als handelte es sich um die natürlichste Sache dieser Welt.

Und jetzt? Jetzt saß er hier im Dunkeln – und draußen die neonerhellte Straße mit ihren gläsernen Aufzugkabinen. Vor drei Jahren hatte sich Edo mit der etwas älteren und doch eine ungemeine Jugendfrische bewahrenden Elly auf eine Reise begeben und nach einer Ansichtskarte aus Weimar nichts mehr von sich hören lassen. Geblieben waren seine Bücher, über die Thomas hin und wieder einem müßigen Gast widerwillig Auskunft erteilte …

Trotzdem – fußte dieses Lokal, in dem er einen Großteil seiner Zeit zubrachte, nicht notwendig auf ihrem ganzen bisherigen Leben? War nicht das eine immer aus dem anderen hervorgegangen, als gäbe es gar keinen anderen Weg?

Keinen anderen Weg?

Vierzig Jahre lang hatte die schöpferische Einigkeit mit Edo den Mittelpunkt seines Daseins gebildet. Ohne die Begegnung mit ihm wäre er wahrscheinlich verkümmert oder wahnsinnig geworden in dem vergeblichen Versuch, das Rätsel seines Menschseins zu lösen … Nachdem die wunderbare Klärung aber vollzogen war, hätte es da nicht ebenso eine andere Geschichte geben können? Hätte er ohne die Last des kranken Freundes nicht vielleicht vieles von dem verwirklichen können, was ihnen zusammen versagt blieb?

Von einer wiederkehrenden, tödlichen Schwermut gegeißelt, hatte Edo ihn zu Beginn ihrer Freundschaft einmal aufgefordert, zu verschwinden, seine eigenen Wege zu gehen, um nicht von ihm mit ins Verderben gerissen zu werden. Thomas hatte darauf erwidert, er werde ihn nie von sich aus verlassen, falls Edo sich aber von ihm trennen sollte, in dem dankbaren

Bewußtsein weiterleben, daß es einen wie ihn auf Erden gab …

Diese unerschrockene, ahnungslose Antwort versetzte ihm jetzt einen Stich ins Herz. Wie hatte er so reden können? Dicke Tränen begannen über seine Wangen zu rinnen, und von einer brennenden Sehnsucht erfaßt, klagte er sich der Gleichgültigkeit an, mit der er Edo und Elly hatte ziehen lassen. Wo war der Freund in diesem Augenblick? Wie konnte er leben, ohne sich frei und unbefangen mit jemandem auszutauschen? Ja lebte er überhaupt noch?

Thomas kostete die Süße seines Schmerzes aus, und als das Gemüt sich langsam wieder beruhigte, wußte er, daß es die respektlose Infragestellung des Schicksals gewesen war, die ihn erzeugt hatte. Er wußte, daß Edo mit Elly hatte verreisen müssen – ob er je zurückkehren würde oder nicht; wußte, daß alles, was sie gemeinsam getan hatten, heilig war und nicht anders hätte sein können; wußte, daß die gesamte Menschheit friedlicher und sinnvoller leben würde, wenn ihr das eigene Tun ein wenig heilig wäre.

Die eitlen italienischen Lektoren hatten sich wiederum geziert und die köstliche Mordgeschichten-Persiflage nicht veröffentlichen wollen, der nachfolgende Selbstdruck samt Pressearbeit und Vertrieb sich als langwierig und erschöpfend erwiesen. Und da Edo das Buch auch an deutsche Verlage geschickt und ein verlockendes Angebot erhalten hatte, waren sie, ohne lang zu überlegen, aus dem viel Angenehmes bietenden Süden in den unwirtlichen Norden gezogen.

Konnten sie vorhersehen, daß die schlußendlich bei einem kommerziellen Verlagshaus erfolgte Veröffentlichung dem Buch zwar zahlreiche Besprechungen in nationalen und regionalen Zeitungen einbringen, diese aber leider großteils den vermeintlich folkloristischen Charakter des Werkes herausstreichen würden, als handelte es sich um eine Pizza vom Italiener nebenan? … Und konnten sie ahnen, daß ihr beider Geburtsland in den Jahren, da sie mit den Früchten ihres Wahrheits- und Schönheitstriebes anderswo hausieren gingen, derart verkommen und irgendwann an ein Zurück gar nicht mehr zu denken sein würde?

Ungeachtet der unerfüllten Jugendträume, hatte alles seine Logik gehabt, und im Rückblick war die Ernte unermeßlich gewesen. Jeder Erinnerungsfetzen, jede wieder gelesene Zeile, jeder Gegenstand in seiner wahrscheinlich letzten Wohnung zeugte davon und erfüllte Thomas mit Dankbarkeit …

Nur, warum hatte der Mensch, ohne den dieses ganze Leben unvorstellbar war, ihn verlassen müssen? Wenn er es auch als richtig und unabänderlich anerkannte, er konnte sich nicht damit abfinden, und von neuem quollen Tränen aus den müden Augen. Bis seine Verzweiflung plötzlich in ein erregtes Lachen überging. Er sah die zwei Kriminalbeamten vor sich, die ihn an einem ruhigen Nachmittag vor Weihnachten über den Verbleib von Edo ausgefragt hatten, um dann den Keller zu inspizieren und nach der Leiche des Ermordeten zu suchen. Ein Stammgast, eine unglückliche Frau, die über manches Bescheid wußte und einmal einem beeindruckenden Streitgespräch zwischen den Freunden beigewohnt hatte, war einige Tage zuvor aufgrund einer völlig unangebrachten, von Thomas nicht erwiderten Verliebtheit zur Polizei gegangen, um den Verdacht zu äußern.

Als einer der zwei Zivil tragenden Männer den Ausweis gezückt und Auskünfte über den Verbleib des Freundes verlangt hatte, war der Ahnungslose natürlich zutiefst erschrocken. Ohne sich um die Folgewidrigkeit seiner Gegenfrage zu kümmern, hatte er sofort wissen wollen, ob Edo etwas zugestoßen sei. Worauf der Mann ungerührt erwiderte, daß sie dies gern von ihm erfahren hätten.

Nach einem längeren, ergebnislosen Verhör gaben gewisse Äußerungen der im Kleide der Unvoreingenommenheit auftretenden Ankläger dem Verdächtigten endlich zu verstehen, wem er das ganze Theater zu verdanken hatte. Eine unverzügliche Klarstellung des Sachverhalts zeigte jedoch nicht die erhoffte Wirkung. Sei es nun, daß die Herren seine Beziehung zu Edo als widernatürlich und ihn als asoziales Wesen einstuften, sei es, daß weitergehende Unterstellungen der haßerfüllten Verschmähten Thomas als hinterhältigen Verbrecher erscheinen ließen, seine Ausführungen wurden ohne die geringste sichtbare Gemütsregung zur Kenntnis genommen, als hätten sie keine große Bedeutung.

Kurze Zeit später mußte er auf einem Amt erscheinen, seine maschinengeschriebenen Aussagen lesen und unterzeichnen, und war danach von niemandem mehr behelligt worden.

Trotzdem lebte er seither mit dem unguten Gefühl, unter Beobachtung zu stehen. Und zwar nicht wie bei Kafka, wo der allmächtige Staat vor allem die traumatische Vaterfigur symbolisiert, sondern in einem sehr konkreten Sinne ...

Thomas erinnerte sich, schon früher einmal eine ähnliche Erfahrung gemacht zu haben. Nachdem er die schulischen Führungskräfte mit allerlei harmlosen Aktionen (z.B. das Geldsammeln fürs Vietnamkomitee, die Herausgabe einer gesellschaftskritischen Zeitung oder ein erfolgreiches Referendum zur Abschaffung des eben erst eingeführten Schülerparlaments, zwecks Förderung direkter Demokratie) ungewollt gegen sich aufgebracht und das alles dann rasch hinter sich gelassen hatte, fiel ihm als Student und auch in den darauffolgenden Jahren bei Grenzübertritten immer wieder auf, daß sein Paß ungewöhnliche Aufmerksamkeit erregte und Kontrollanrufe in der Zentrale erforderte. Nicht, daß dieses Ritual ihn sonderlich beunruhigt hätte – er war sich keines Vergehens bewußt. Und dennoch, bei seiner uneingeschränkten Freiheitsliebe warf die Vorstellung, in einer Liste der Obrigkeit geführt zu werden, jedes Mal einen kleinen Schatten auf seine Existenz.

Als er schließlich einen neuen Ausweis erhalten hatte, war der für den Laien nicht erkennbare Vermerk offenbar gelöscht worden, denn seine Einreise nach

Deutschland weckte nun keinerlei Interesse mehr …

Ob dieses Interesse an seiner Person nach den letzten Ereignissen wieder erwacht war? Da seine einstige Sorglosigkeit zunehmend einer altersbedingten Müdigkeit zu weichen begann und er diesmal ja nicht lächerlicherweise einer staatsgefährdenden Gesinnung, sondern womöglich der fahrlässigen oder vorsätzlichen Tötung verdächtigt wurde, ertappte sich Thomas immer häufiger dabei, wie er unbekannte Gäste länger als notwendig ins Visier nahm.

Verrückte Welt! Letzthin wollte eine farbenprächtig herausgeputzte und reichlich übergewichtige Dame unbestimmbaren Alters, die draußen Platz genommen hatte und die er aus reiner Neugierde, aber vielleicht gewohnheitsgemäß mit etwas zu inquisitorischem Blick betrachtete, beim Bezahlen des Cappuccinos in harschem Ton wissen, ob er etwas gegen ihr *Zamperl*, den am Stuhlbein angeleinten, schmutziggrauen Pudel, habe. Um die Wirkung ihrer drohenden Miene zu verstärken, legte sie ihm eine Mitgliedskarte der *Selbsthilfegruppe für gefährdete Hundebesitzer* auf den Tisch.

Thomas versicherte sofort mit bewundernswerter Geistesgegenwart, daß er, als er noch auf dem Land lebte, selbst einmal einen jungen Mischling gehabt habe, und beschrieb der Frau die spielerische, unbändige Lebhaftigkeit des Tieres mit einer Begeisterung, zu der sie selbst nie fähig gewesen wäre.

Ende gut, alles gut. Das skurrile Erlebnis ließ allerdings eine Sorge wiederaufflammen, die ihn seit Wochen beschäftigte. Verschiedene unerklärliche

Sterbefälle unter der Hundebevölkerung hatten bei den Bürgern der Stadt unglaubliche, teilweise hysterische Reaktionen hervorgerufen. Während die einen lautstark Meuchelmorde durch Vergiftung verkündeten und die Unfähigkeit und Gleichgültigkeit der Polizei anprangerten, sprachen andere von der Gefahr einer Epidemie, die drastische Maßnahmen erfordere. Eine von Politikern zur allgemeinen Beruhigung angeordnete Kontrolluntersuchung der Haustiere, hatte die Gemüter nur noch mehr erhitzt, da sie von vielen als Beweis für den Ernst der Lage angesehen wurde. Bilder von überfüllten Veterinärpraxen und -kliniken erschienen in den Zeitungen, individuelle Gewalttaten und die Gründung von Interessengemeinschaften waren die Folge. Bis vor drei Tagen die angebliche Entdeckung eines seltenen, für den Menschen ungefährlichen Virus einen vorläufigen Waffenstillstand herbeigeführt hatte.

Was aber würde passieren, wenn die Nachricht vom nächsten in einem öffentlichen Park aufgefunden oder von seinem Herrchen im privaten Garten verscharrten Kadaver auftauchte? Thomas, für den es außer Zweifel stand, daß Lynchjustiz eine stets gegenwärtige Gefahr blieb, solange das selbständige Denken kein Gemeingut darstellte, hatte in Erwartung, daß der Sturm sich legte, erst einmal den Aufkleber von der Eingangstür entfernt …

Für Edo war die in den letzten Jahren ständig wachsende Anzahl von Hundehaltern ein Zeichen für den endgültigen Niedergang städtischer Kultur gewesen; für einen Niedergang, der ihm, gleich ob er sich in häßlicher Kleidung, unverschämtem Benehmen oder dummer Anmaßung äußerte, geradezu körperlich weh tat. Gegen die unschuldigen Vierbeiner aber entwickelte er eine Allergie, die allmählich zum Hygienewahn wurde. Jede Laternenstange, jeder Baumstamm und jede Hauswand waren mit Urin verseucht; kein grüner Streifen und keine Wiese, auf denen nicht eine Scheiße heimtückisch darauf wartete, daß jemand drauftrat, oder vor sich hintrocknete, um bei windigem Wetter die Luft zu verpesten. Daß unter solchen Umständen *Straßenhände* und *-gewänder* nicht mit *Wohnungsgegenständen* in Berührung kommen durften, verstand sich von selbst. Daß solche Überempfindlichkeit aber, trotz aller Rücksichtnahme von Seiten Thomas', zuweilen heftige Auseinandersetzungen verursachte, war unvermeidlich.

Nach Edos Fortgang hatte das Phänomen im übrigen sehr rasch wahrhaft groteske Ausmaße angenommen. Magersüchtige Mädchen, die bullige Kampfhunde spazierenführten, trostlose Singles, die sich in Begleitung von Miniaturrassehunden zeigten, fette Konsumweltmeister, die von unförmigen Dosenfuttervertilgern durch die Gegend gezerrt wurden – nichts schien mehr unmöglich. Und in düsteren Stunden malte Thomas sich eine Zukunft aus, in der das Dasein der gesamten Bevölkerung sich auf bedingungslose Kapitulation gegenüber der digitalen Vorprogrammierung und Befriedigung primitiver Seelenbedürfnisse mit Hilfe eines armen Köters reduzieren würde.

Ob der Freund inzwischen einen Erdenwinkel ausfindig gemacht hatte, wo ihm der schändliche Anblick sogenannter Smartphone-Zombies und aller dazugehörigen Erscheinungen erspart blieb? Wie oft hatte er darüber geklagt, nicht das nötige Geld zu besitzen, um sich in Zurückgezogenheit seinen Büchern und Pflanzen widmen zu können! Auf den Umgang mit heutigen Menschen könne er sehr wohl verzichten, behauptete er, da die erfolgreichsten unter ihnen sich einzig dadurch auszeichneten, daß sie die größte Abscheu in ihm erregten …

Elly, als kinderlose Witwe eines durch Erbschaft reich gewordenen Großbürgersohns, verfügte wahrscheinlich über die Mittel, ihm alle Wünsche zu erfüllen. Aber selbst wenn sie die klimatisch günstig gelegene, abgeschiedene Bleibe erwarb, nach der es Edo verlangte, würde ihn, den von klein auf die Atmosphäre geschichtsträchtiger Städte umgeben hatte, dort nicht bald unbeherrschbare Melancholie heimsuchen? Die Tatsache, daß er gar nichts von sich hören ließ, schien diese Befürchtung zu bestätigen. Oder vielleicht nicht?

Wenn sich ihre Wege in der Vergangenheit vorübergehend getrennt hatten, weil eine geistige Unschuld verkörpernde Frau Edo den Kopf verdrehte oder diesem das Abhängigkeitsgefühl gegenüber dem stets unerschütterlichen Freund unerträglich wurde, waren das doch immer gewissermaßen läuternde Loslösungen gewesen, nach denen sie ihre Seelenverwandtschaft um so unkomplizierter und dankbarer neu empfanden …

Sollte Edos beinahe drei Jahre währendes Schweigen nun bedeuten, daß Thomas sich ein Leben lang und entgegen aller Offensichtlichkeit in ihrer Gemeinschaft getäuscht hatte? Daß Edo eines anderen Umgangs bedurfte, um Frieden mit sich zu schließen und dauerhaft glücklich zu sein? Daß er, Thomas, der so oft notgedrungen Vernünftige und auf Entscheidungsfreiheit Verzichtende, womöglich zuletzt jene Spontaneität eingebüßt hatte, die dem Freund als Gegengewicht zur dunklen Seite der eigenen Seele unentbehrlich war?

Unsinnige Sophisterei! Katja Mann sagte einmal, nie in ihrem Leben habe sie tun können, was sie hätte tun wollen. Wie aber war es vorstellbar, daß ein geistreicher Mensch unter solchen Voraussetzungen frohen Mutes 97 Jahre alt wurde? Ganz einfach. Offenbar hatte die stolze Tochter einer angesehenen jüdischen Familie ohne große Begeisterung einen hartnäckigen, nicht übel aussehenden Freier geehelicht, um dann rasch zu erkennen, daß dieser alle, denen sie bisher begegnet war und vermutlich je begegnen würde, an Liebesfähigkeit, Geisteskraft und Schönheitssinn übertraf; und daß sie, trotz der lebensnotwendigen Rücksichtsnahme auf gewisse seiner Eigenheiten, genauso viel an ihm haben würde, wie er an ihr.

Nicht anders mußte es Christiane mit Goethe oder

Anna mit Dostojewski ergangen sein.

Und ganz ähnlich hatte es sich auch bei ihnen beiden verhalten. Nur kam in ihrem Fall erschwerend hinzu, daß Thomas keine freidenkerische, aber nichtsdestoweniger traditionsbewußte Frau war und überdies bereits in seiner Jugend selbst von der Ambrosia künstlerischen Schaffens gekostet hatte ...

Jedes Neugeborene trägt den Keim des Schöpferischen in sich. Kommt dieser aber zur Entfaltung, ist die Erfahrung, etwas Ganzes schmieden zu können, erst einmal gemacht, erweist sich dauerhafte Entsagung als tödlich. Mögen noch so viele herumlaufen und gedeihen, die mit den schönen Künsten nichts am Hut haben und einen herzergreifenden Schlager als höchsten Ausdruck menschlichen Genies betrachten, mögen diese auch den unwiderlegbaren Beweis dafür liefern, daß es sich mit einer Verkümmerung der angeborenen Veranlagung ohne weiteres leben läßt – wer jenen wesentlichen Bestandteil menschlicher Natur von klein auf gehegt und gepflegt hat, wird ohne ihn nicht mehr existieren können.

Wobei manchmal – wie etwa bei Katjas Ehemann oder seinem Edo – eine moralische Instanz mit ins Spiel kam, welche von solchen Individuen verlangte, daß sie, zur Erhaltung ihres seelischen Gleichgewichts, tagtäglich etwas den Anschein von Vollkommenheit Erweckendes produzierten. Selbst nach der Fertigstellung eines Werkes, das über Monate oder Jahre die besten und letzten Kräfte aus ihnen gesogen hatte, vergingen kaum ein paar Tage, bis sie wieder den inneren Drang verspürten, sich einer neuen Aufgabe zuzuwenden.

Thomas war dieser beinahe nötigende Antrieb fremd. Er konnte Monate, wenn es sein mußte, Jahre ohne künstlerische Betätigung auskommen. Denn sein Leben erhielt durch den Freund eine Fülle, die er nirgendwo sonst gefunden hätte, nicht einmal beim Schreiben.

Hatte er Edo in den Jahren ihres Landlebens, wenn dieser an den Unzulänglichkeiten der Welt zu verzweifeln drohte, nicht wiederholt erklärt, daß ihm selbst seine Anwesenheit genügte, um in vollkommener Zurückgezogenheit glücklich zu sein? Worauf der Freund, der *Die Reise um mein Zimmer* von de Maistre so sehr schätzte, diesen Bericht eines zum Hausarrest verurteilten Adeligen, der die Freuden des Alleinseins preist – worauf der Freund bitter und trotzig erwiderte, daß dies für ihn leider nicht zutreffe …

Was den eigenen Schaffensdrang betraf, war es Thomas stets gelungen, ihn im Zaum zu halten und den jeweiligen Gegebenheiten anzupassen, ohne dies als Opfer zu empfinden. Und hatte sich der Wille zur Gestaltung in gewissen Augenblicken auch aufgebäumt und nach uneingeschränkter Freiheit verlangt, war er doch von dem tief verwurzelten Bewußtsein des Unwiederbringlichen, das es zu erhalten galt, rasch wieder in die Schranken gewiesen worden.

Ein einziges Mal hatte er den tödlichen Hauch

einer überlangen, fast schon dauerhaften Entsagung gespürt. Das war in der ersten Zeit in München gewesen, als die Lebenshaltungskosten sich plötzlich verdreifacht hatten und Edo der Versuchung erlegen war, seine Psyche analysieren zu lassen. Damals hatte er die eigene Schöpferkraft zu einem Schlummer zwingen müssen, der schon fast auf ein Nimmerwiedersehen hindeutete. Bis sich irgendwann eine langsam fortschreitende Empfindungslosigkeit einstellte, die ihm endlich den seltsamen Eindruck vermittelte, als bestünde sein ganzes Wesen nur mehr aus amorphem Polystyrol.

Thomas erschrak – soweit man in einem solchen Zustand erschrecken kann. Und weil an eine vernünftige Erwägung der Situation zusammen mit dem unentwegt fordernden Lebensgefährten nicht zu denken war, floh er instinktiv; floh an die Küste Siziliens, wo die Griechen ihre ersten Kolonien errichtet hatten, und suchte dort tagelang wieder zu sich zu kommen. Was jedoch in ein rastloses Umherirren ausartete, da sein Geist jegliches weiterführenden Anhaltspunktes entbehrte.

Edo indessen, dem er in einem knappen Abschiedsschreiben als Adresse: *poste restant – Siracusa – Italia* angegeben hatte, sandte ihm alsbald eine herzliche Karte, auf der er ihn etwas verlegen, aber auch humorvoll zur Rückkehr drängte und versicherte, alles werde gut werden …

Hatten Überraschung oder Angst den Freund von seinen Wahnvorstellungen befreit? Die so schlichten, liebevollen, von jeder Streitsucht weit entfernten Worte ließen Thomas jedenfalls alle vorangegangene Ausweglosigkeit vergessen und unverzüglich heimkehren.

Und tatsächlich bewirkte die völlig neue, unerwartete Erfahrung, daß Edo erstmals nicht mehr Thomas' künstlerische Unproduktivität bedauerte, als handelte es sich um ein weiteres ihm selbst zugefügtes Unrecht – sondern die Sache aus der Perspektive des Leidtragenden betrachtete und sich auf eine rührende Weise darum bemühte, ihn zu entlasten und zu ermutigen. Als unterläge schöpferische Entfaltung nicht unwägbaren Gesetzen und ließe sich durch die Bereitstellung eines gewissen Quantums an Zeit automatisch in Gang setzen – so wie sie durch ein Fehlen der notwendigen Muße im Keim erstickt wurde.

Was hatte Thomas Verrücktes durchgemacht! Nicht so sehr auf Grund des eigenen *Kainsmals*, sondern hauptsächlich wegen der hartnäckigen, dummen Weigerung der Verleger, Edo von seiner Arbeit leben zu lassen. Erfahrungen, die sowohl Katja, als Anna und Christiane erspart geblieben waren. Im nachhinein konnte er darüber lachen, doch damals waren das sehr ernste Angelegenheiten, oftmals Kämpfe auf Leben und Tod gewesen.

Die tollsten Auseinandersetzungen hatte es gegeben, als sie eines Tages auf die glorreiche Idee kamen, gemeinsam eine Theaterfassung von Hesses *Kurgast*, den sie gleichermaßen schätzten, zu realisieren, um damit einen sicheren Coup zu landen. Als es nämlich galt, von den allgemeinen Überlegungen zu konkreten ästhetischen Lösungen überzugehen, war die anfängliche Begeisterung über eine Zusammenarbeit rasch furiosen Gefechten gewichen. Denn der sonst so rücksichtsvolle Thomas konnte hier keine Zugeständnisse machen. Schon allein um des Gelingens eines wahrscheinlich alles entscheidenden Vorhabens willen durfte er, was ihm offensichtlich erschien, nicht zurückhalten. Während Edo sich nicht nur jede kritische Infragestellung seiner Beiträge verbot, sondern solche zusätzlich als Geringschätzung der eigenen Person, als Übergriff empfand. Tränen flossen, Türen wurden zugeschlagen und hundertmal das Ganze, unter gegenseitigen Schuldzuweisungen, verworfen. Und als das Werk nach einem höllischen halben Jahr trotz allem zu beidseitiger Zufriedenheit vollendet war und sie, ungeachtet der fürchterlichen Geburtswehen, stolz auf das Geleistete schauten, legte Thomas im Stillen den Schwur ab, sich nie wieder zu einem so irrwitzigen Abenteuer verleiten zu lassen. Mochte bei der Beurteilung fertiger Kunstprodukte scharfblickende Einigkeit herrschen – beim künstlerischen Schaffen würde sich in Zukunft ein jeder auf wohlmeinende Ratschläge bezüglich der im Werden befindlichen Arbeit des anderen beschränken. …

Im übrigen hatten die großen Theater das Stück abgelehnt, obwohl es unbestreitbar ein breiteres Publikum ansprach und überdies, dank dem Namen *Hesse,* mit der uneingeschränkten Aufmerksamkeit der Presse rechnen konnte.

Aber war es Thomas nicht schon Jahre zuvor ähnlich ergangen, als er bei dem Versuch, seine einzige auf Dauer akzeptable Verdienstquelle zu retten, einer Anzahl von Verlagen Collodis Erzählungen zur Veröffentlichung angeboten hatte? Von diesen hierzulande noch unbekannten kleinen literarischen Perlen hatte er eine ausgewählt, sie ins Deutsche übertragen und recht zuversichtlich abgesandt – mit Hinweis auf die kristalline Sprache, die kuriosen Bilder Florentiner Wirklichkeit aus dem 19. Jahrhundert und natürlich die Tatsache, daß es sich bei einem Buch von dem seit Generationen geliebten Autor des *Pinocchio* um einen Selbstläufer handeln würde.

Die Reaktionen waren unverständlich lau gewesen, so als würden die Lektorate von guten Angeboten regelrecht überschwemmt werden. Den Gipfel der Abstrusität aber bildete das Brieflein einer Dame, in dem es ohne weitere Erklärungen hieß, sie könne sehr wohl nachvollziehen, warum er dem Charme der Erzählungen erlegen sei, und er werde gewiß begreifen, wie schwer es ihr falle, ihm dennoch eine Absage schicken zu müssen …

Wären da nicht die Worte einer für renommierte Häuser tätigen Übersetzerin gewesen, der er seinen Text vor der Versendung zum Gegenlesen anvertraut hatte und die, einige unbedeutende Flüchtigkeitsfehler erwähnend, mit Demut in der Stimme das schöne Deutsch gelobt hatte – er wäre einmal mehr Zweifeln an seiner Zugehörigkeit zum Menschengeschlecht anheimgefallen.

Wie weit das jetzt alles zurücklag, als handelte es sich um die Geschichten eines anderen.

Seit er, gegen Edos Willen, das Café eröffnet hatte, blieb ihm ohnehin kaum Zeit zum Schreiben. Und irgendwann war das Bedürfnis danach gänzlich erloschen. Warum auch etwas zu Papier bringen, wenn es niemanden interessierte?

Mit dem Verlust des Freundes und der Aufgabe der Schriftstellerei stellte sich aber die Frage, warum er überhaupt weiterhin an einem den eigenen Ansprüchen so wenig entsprechenden Dasein festhielt …

Thomas hatte das Leben fast immer geliebt – wie man ein die letzten Seelenfasern durchdringendes Musikstück oder den aufregenden Austausch mit einem intelligenten Menschen lieben kann. Er hatte es geliebt, ohne jemals ängstlich an ihm zu hängen. Und mehr als einmal war er seiner sogar müde geworden, nicht aus Überdruß oder Enttäuschung, sondern weil er vermeinte, in solchem Maß davon genossen zu haben, daß es nun genug sei.

Ein erstes Mal war ihm das zur Zeit ihres Aufenthalts auf dem Lande passiert, als Edo, der mit sechzehn seinen ersten Selbstmordversuch unternommen hatte, ihn eines Morgens treuherzig bat, zusammen mit ihm dem irdischen Leid ein Ende zu setzen. Still weinend und eine erschütternde Verbundenheit bezeugend, hatte er das hervorgebracht. Und Thomas, der für gewöhnlich eine strikte Abwehrhaltung gegen derartige Schwermutanfälle einnahm, als gälte es, ihrer beider Glück gegen einen rätselhaften, verborgenen Feind zu verteidigen, hatte für einen Augenblick gezögert.

Sich aufraffend, antwortete er dem sehnsüchtig Blickenden endlich, daß der Tod etwas sei, worüber ein jeder für sich selbst entscheiden müsse. Und gleichsam, um zu beteuern, daß er sich nicht aus niedrigen Beweggründen einem gemeinsamen Schicksal entzog, fügte er noch hinzu: „Müßte ich jetzt sterben, könnte ich mit gutem Gewissen sagen, ein volles, erschöpfendes Leben gehabt zu haben."

Damals war er 25 Jahre alt. Und wenngleich ein gesunder Instinkt ihn davon abhielt, der Aufforderung des Freundes nachzugeben – einen Augenblick lang hatte er die nach ewigem Schlaf verlangende Überfülle an bereits Erlebtem empfunden.

Später hatte er hin und wieder, nach langen Phasen unentwegt sprudelnder, alle Lust stillender Existenz, Ähnliches empfunden. Und mit vorrückendem Alter war es vorgekommen, daß er sich ganze Tage mit den Phantasien eines im entlegenen Felsenwald vollzogenen Abschieds abgab – fern von Menschenaugen.

Dabei hatte diese womöglich der Erinnerung an kindliche Unwissenheit entsprungene, wehmütige Todesmüdigkeit aber nie eine wirkliche Gefahr für ihn dargestellt. Denn selbst wenn er in solchen Momenten vom Leben nichts mehr erwartete, er war ihm doch nie feindlich gesinnt gewesen. Und die Schaffenslust, der wir alle unsere Freuden verdanken, verweilte geduldig im Abseits, bis die lähmende Trägheit der Seele sich verflüchtigt hatte, um dann wieder von ihm Besitz zu ergreifen.

Darüber hinaus begleitete Thomas – der sich bar aller Moral wähnte und seine Opferbereitschaft stets als reinen Egoismus bezeichnete, weil er damit etwas für ihn Wertvolles zu erhalten suchte – in den Stunden unendlichen Friedenswunsches auch immer eine Art Pflichtgefühl gegenüber einigen wenigen Menschen. Zuerst waren das seine Eltern gewesen, denen er so etwas nicht antun wollte, danach die Schwester, mit der aufgewachsen war, und schließlich Edo. Dem er sich bei solchen Gelegenheiten übrigens nie anvertraute, da er dessen persönliches, ganz andersartiges *Taedium vitae* zu wecken fürchtete ...

In die Finsternis des Lokals blickend und blind seine x-te Zigarette drehend, fragte Thomas sich, warum er heute, da keiner mehr Rücksicht von ihm forderte, nicht Schluß machte mit dem täglichen Überlebenskampf? War es nicht lächerlich, daß einer, der in seiner Jugend verschiedenste Angebote, sich eine gesellschaftliche Stellung zu verschaffen, selbstbewußt und leichtfertig ausgeschlagen und inzwischen das sogenannte Pensionsalter erreicht hatte, von früh bis abends um irgendwelche Gäste herumschwänzelte und ihre banalen Erwartungen befriedigte? Ja war nicht überhaupt die ganze weite Welt mittlerweile lächerlich, grausam und fratzenhaft lächerlich?

Vergessen die Versprechen, welche den Opa – nach zwei wahnwitzigen Kriegen und der Einäscherung der schönen Heimatstadt – mit siebzig dazu verleiten konnten, an seinem letzten Wohnsitz in Tirol einen neuen Papier- und Schreibartikelladen zu eröffnen. Vorbei die Zeiten, als Jugendlichen aller Länder die Aussicht, sich sklavisch den Gesetzen einer industriellen Produktionsweise unterwerfen zu müssen, noch unerträglich erschien. Fast ausnahmslos und willenlos tanzten sie alle den verrückten Reigen, gaben Meinungen von sich, die nicht von ihnen stammten, und heuchelten Gefühle, von denen sie gehört hatten. Was aber der Lächerlichkeit dieses Spektakels die Krone aufsetzte, war die Vorhersehbarkeit alles Redens und Handelns.

Wenn Thomas Gesichtsausdrücke beobachtete, Gesprächen lauschte, das hektische Treiben in seiner Umgebung verfolgte oder die drei abonnierten Tageszeitungen durchblätterte, vermochte er darin noch weniger Geheimnis zu entdecken als in all den vorprogrammierten künstlichen Gehirnen, von denen die Menschheit sich zunehmend anstandslos leiten ließ.

Wo aber die Ahnung vom Geheimnis, das allem Sein innewohnt, abhanden gekommen war, konnte es da noch Sinn und Hoffnung geben?

Vor einiger Zeit hatte er von einem bekannten, reichen Playboy gelesen, der bei den ersten wahren oder vermeintlichen Anzeichen einer unheilbaren

Geisteskrankheit stolz und unerschrocken in den Freitod gegangen war. Der Kerl litt an keinen schrecklichen Schmerzen, einzig das drohende entwürdigende Ende hatte ihn zu dem Schritt veranlaßt. Und sowenig Thomas diesem Lebemann sonst abzugewinnen vermochte, seine Entscheidung und die unspektakuläre Ausführung hatten ihn beeindruckt …

Er selbst war nie ernsthaft krank gewesen, und alles deutete darauf hin, daß er einmal, dem Beispiel der Eltern und Großeltern folgend, körperlich wohlerhalten sterben würde. Allein, kam die Gewißheit, in den wenigen ihm verbleibenden Jahren keine Überraschungen mehr erleben zu dürfen, nirgendwo Zuflucht vor der fortschreitenden Entmenschlichung zu finden, nicht einem elenden Dahinsiechen gleich?

Solange noch Edo dagewesen war, hatten ihm auch monotone Mühen zur Sicherung des Lebensunterhalts, ja selbst die trostlosesten Zukunftsvisionen nichts anhaben können. Die Gegenwart des Freundes, dieser unerschöpfliche Quell des Schönen wog alles auf.

Geblieben war die Erinnerung, eine ebenso unerschöpfliche Erinnerung. Doch konnte diese ausreichen, um dem Sog einer sich unerbittlich ausweitenden Leere zu widerstehen?

Das Bild seiner Oma, die im lichten Krankenhauszimmer friedlich entschlafen war, nachdem der aus Rom herbeigeeilte Vater sie zum Abschied auf die Stirn geküßt hatte, tauchte in ihm auf. Äußerlich war sie eine bescheidene, lustige Hausfrau gewesen, Tochter eines norwegischen Pastorensohns, der, um nicht die Nachfolge des Familienoberhaupts anzutreten, nach Deutschland geflohen war und es dort immerhin zum Brückenbauingenieur gebracht hatte. Ihre Art aber, aus dem Leben zu scheiden, prägte sich Thomas als Sinnbild für einen natürlichen, der Geburt entsprechenden Tod ein.

Warum sollte es ihm nicht gegeben sein, auf eine ebensolche Weise aus dem Leben zu scheiden? War er wirklich dazu verdammt, einer Existenz, die über seinen Seelenreichtum hohnzulachen schien, gewaltsam ein Ende zu setzen? Oder handelte es sich bei dem zuletzt oft tagelang anhaltenden Lebensüberdruß und der bis dahin nicht gekannten Todessehnsucht nur um eine durch den Verlust des Freundes verursachte Gemütsvergiftung?

In gewissen Stunden, wenn er sich in seinem kleinen Zuhause heimisch fühlte, wenn die Tätigkeiten im Café, die Sympathien von Nunzia, einzelnen Gästen und Lieferanten ihm das Gefühl gaben, einer Gemeinschaft anzugehören, konnte Thomas vergessen, daß die Straßen draußen von unzähligen häßlichen Autos verunstaltet wurden, daß wenige Kilometer von ihm entfernt ein monströses Einkaufszentrum stand, daß die ganze Welt immer mehr einem Irrenhaus unter freiem Himmel glich. Was ging ihn das alles an, da er doch sein Plätzchen auf Erden besaß, wo – ungeachtet der vielen im Lauf der Jahre abgehakten Verzichte – ein erfüllendes Tun und ein zufriedenes Müßigsein möglich waren?

In solchen Augenblicken erhielt seine Verwandtschaft mit Oma für ihn eine weiterreichende Bedeutung. Wie sie war er den Entwicklungen einer Geschichte, die auf Einzelschicksale keine Rücksicht nahm, ausgeliefert gewesen, hatte im Privaten oft mehr Vernunft walten lassen müssen, als ihm eigentlich lieb war, und konnte sich auf der letzten Strecke seines Lebensweges doch des Einklangs mit einem begrenzten Wirkungsbereich erfreuen, um eines Tages lächelnd zu entschlafen.

Alles erschien ihm dann folgerichtig, leicht, beglükkend. Bereits in jungen Jahren hatte er geahnt, daß seine Chancen, als Schriftsteller Anerkennung und Bestätigung zu erlangen, rasch abnehmen würden, und endlich war es dahingekommen, daß er sich auf die Zubereitung und den Verkauf von Speisen und Getränken beschränkte. Denn mit der allgemein akzeptierten Tatsache, daß unser Fühlen und Denken sich heute dem Diktat objektiver ökonomischer Gesetze unterwerfen müsse, hatte er sich nie anfreunden können.

Kopfschüttelnd erinnerte sich Thomas der Zeit vor seiner Reifeprüfung, als er, ohne von den ideologischen Auseinandersetzungen im Vaterland zu wissen, manches in Frage gestellt hatte und der wohlmeinende Deutschlehrer gern den goldenen Mittelweg als richtige Lösung anzupreisen pflegte. Als ob sich aus den für Tarifstreits tauglichen Idealen eine Weltanschauung aufbauen ließe …

Ein letztes Angebot, sich gesellschaftlich einzureihen, war ihm mit vierzig von der strengen, mütterlichen Abteilungsleiterin der Postbank gemacht worden, für die er sechs Monate lang aushilfsweise die Korrespondenz mit den Kollegen in Italien übersetzte. Schulungen und Karriere hatte sie ihm in Aussicht gestellt und sich enttäuscht und betrübt gezeigt, als er lächelnd abwinkte.

Eine täglich auf die Probe gestellte Lebenskunst hatte ihm den Weg gewiesen. Und wären nicht die verbreiteten Schreckensgeschichten über die Plagen einer Selbstständigkeit in der Gastronomie gewesen und vor allem Edos Angst, eine gewiß bedauerliche, aber immerhin mit Garantien verbundene finanzielle Grundlage als festangestellter Kellner aufs Spiel zu setzen – wahrscheinlich hätte er schon viel früher sein eigenes Café eröffnet und vielleicht Edo mit einbeziehen und für sich erhalten können. Wahrscheinlich … Vielleicht.

Zuletzt hatten ihn das Schwinden seiner seelischen Widerstandskraft und ein daraus resultierender dauerhafter Erschöpfungszustand zum Handeln gezwungen. Und Edo, der den schwierigen Anfängen teils mit nörgelnder Miesmacherei, teils mit enthusiastischer Anteilnahme beiwohnte, war Elly begegnet, noch bevor er ihm, nach einer einiges an Geduld abverlangenden Durststrecke, ein funktionierendes Ergebnis hatte vorweisen können …

Thomas liebte die schlichte Ausstattung und die wohltuende Ruhe seines Lokals, in dem kein Radio, ja nicht einmal eine Hintergrundmusik lief, sondern eine von fernen Straßengeräuschen untermalte Stille städtischer Kultur Raum bot. Wie die Handhabung von Besteck und Geschirr und verschiedene in der Luft schwebende Düfte bewiesen, hatte eine wechselvolle Menschheitsgeschichte zur Verfeinerung des Geschmacks beigetragen. Und die gedämpften Stimmen, das Lesen und Meditieren kurz oder länger verweilender Gäste zeugten von einer Geistestätigkeit, so begrenzt ihr Horizont auch sein mochte.

In den vielen Jahren unter fremder Herrschaft war er stets den Launen von Wirtsleuten, Geschäftsführern, Kollegen und Kunden ausliefert gewesen. Im schönen Maienmonat konnte es da passieren, daß er gegen Mitternacht am Rande eines Saales stand, in dem eine achtzigköpfige Hochzeitsgesellschaft, nachdem sie Prosecco getrunken und ein 6-Gänge-Menü vertilgt hatte, zu einer lärmenden Musik, nicht unähnlich der bei Straßenfesten üblichen, tanzen zu müssen glaubte. Der mittelgroße Festsaal befand sich im ersten Stock eines hübschen Barockhäuschens, inmitten einer weiten Parkanlage. Weil aber von einem sich in Hörweite befindlichen Mehrfamilienwohnhaus schon mehrfach Klagen gekommen waren, mußten die Fenster geschlossen bleiben, was wegen des damals noch erlaubten Rauchens einigen Atemnot verursachte und außerdem zu Schweißausbrüchen führte, die kein bißchen zu der ausgesuchten Kleidung paßten.

Den dröhnenden Lautsprechern und dem unwürdigen Schauspiel ausgesetzt, wurde Thomas in solchen Momenten zuweilen von einer durch Mark und Bein gehenden Ungläubigkeit erfaßt. ‚Was tue ich hier?'

fragte er sich verzweifelt, wie ein Kind, das noch gewohnt ist, mit seinem Gott zu reden. Und wenn am Schluß das unvermeidliche *Que sera, sera* erklang und sich Ergriffenheit und Rührung auf den müden Gesichtern abzeichneten, konnte es geschehen, daß er verschämt die Tränen verbarg, die ein an menschliche Gefühle gemahnendes, altes Filmlied ihm in die Augen trieb …

Auch Edo liebte die Stille. Ja er litt unter einer starken Unduldsamkeit gegenüber allen auf schlechter Erziehung oder sinnloser Willkür beruhenden Geräuschen. Und gewiß hatte dies nicht wenig dazu beigetragen, daß sie einst aufs Land gezogen waren.

Der mit dem Wirtschaftswunder einsetzende Massenkonsum hatte nämlich zu einer Vielzahl dem Zusammenleben auf engen Raum unzuträglichen Erscheinungen geführt. Wenn aber einem Menschen aufgrund der erbitterten Kämpfe, die sich in seinem Innersten abspielten, ohnehin eine besondere Rücksicht zustand, mußten ihn ein zu jeder beliebigen Tageszeit aufklingender nachbarlicher Fernseher, die allabendlichen Zankereien eines im Untergeschoß eingezogenen Pärchens darüber, ob der Kauf einer Waschmaschine dem eines neuen Autos vorzuziehen sei, oder das andauernde Kläffen eines vom gewissenlosen Herrchen im sechs Quadratmeter messenden Innenhof eingesperrten Köters regelrecht in den Wahnsinn treiben.

Als Kind hatte Thomas seine Sommerferien bei Bergbauern zugebracht und dort die wahre Dunkelheit und Stille der Nacht kennengelernt, ohne ihnen viel Aufmerksamkeit zu schenken. Was sich nicht allein mit der Gedankenlosigkeit seines Alters erklären ließ, sondern zum guten Teil mit der Tatsache, daß in der zentral gelegenen Straße, auf welche das Fenster seines Stadtzimmers schaute, nie mehr als zwei oder höchstens drei, übrigens nur selten benutzte Personenwagen geparkt waren.

Zehn Jahre später hatte sich die Situation in Rom bereits grundlegend geändert und sein Gehör sich an ein immerwährendes unterschwelliges Rauschen gewöhnt, das von tausenden nahen und fernen Automobilen herrührte.

So kam es denn, daß er in den ersten Tagen nach ihrem Umzug in das primitive Steinhaus, wenn er vor dem Einschlafen in der kalten, ein wenig schimmelig riechenden Finsternis lag und in die vollkommene Lautlosigkeit um sich herum lauschte, ein seltsames Unbehagen empfand, fast, als würde er einen schmerzlichen Mangel verspüren. Doch das währte nicht lange …

Der Hof, auf dem sie durch Vermittlung eines im benachbarten Dorf kennengelernten Briefträgers Unterkunft fanden, gehörte zwei Brüdern, die beide, mit unterschiedlichem Glück, eine Kinderlähmung überlebt hatten.

Im Hauptgebäude, gegenüber der großen Scheune, die, neben dem Weinkeller, in einem Eckteil auch ihre zwei Zimmer mit Küche und Bad beherbergte, wohnte der kräftige, stets ernst blickende und merklich das steife Bein nachziehende Cecco mit Eltern, Frau und Kindern in einfachsten Verhältnissen – die jedoch dank eines mächtigen Kamins und dunkelroter, gewichster Backsteinböden, dank Schränken und Kommoden aus Kirschholz und schmiedeeiserner Betten, und auch weil eine auffallende Ordnung und Sauberkeit alle Räume auszeichnete, etwas Herrschaftliches hatten.

Mit beispielhafter Sorgfalt bestellte der Mann die über den Abhang verteilten unregelmäßigen Terrassen, auf denen längs der Stützmauern Olivenbäumen und Weinstöcke gediehen. Und wenn das Erdreich im Mai von duftenden Esparsetten leuchtete, welche der Pflug und Heuwagen ziehenden weißen Kuh als Nahrung dienten, bildeten die wenigen Kulturpflanzen zusammen mit den angrenzenden Laubwäldern einen wahren Garten Eden.

Darüber hinaus besaß Cecco einige nicht sonderlich ausgedehnte Getreidefelder und zog jährlich vier Schweine groß, schlachtete und verarbeitete die Schweine verschiedener Kleinbauern aus der Umgebung und finanzierte sich damit einen alten FIAT-Kombi.

Santino, seinen Bruder, hatte es schlimmer erwischt. Das pausbackige, immer kindlich lächelnde Gesicht verriet nichts von der durchgemachten Krankheit, doch vom Hals abwärts versagten ihm die gewöhnlich dem Willen unterliegenden Muskeln fast gänzlich ihren Dienst. Einzig die verkrüppelten Finger vermochten noch etwas zu fassen, ermöglichten ihm eine mühsame Fortbewegung mit dem Rollstuhl und geringfügige Handarbeit.

Allerdings war er in Besitz eines kleinen technischen Wunderdings, das ihm eine fast uneingeschränkte Teilnahme am gesellschaftlichen Leben gewährleistete: ein dreirädriges, mit einem 50qcm-Motor bestücktes Transportmittel, welches hinten eine nicht zu unterschätzende Ladefläche bereithielt.

Santino, dem die Familie wenige Schritte von Hauptgebäude und Scheune entfernt ein schlichtes, ebenerdiges Zuhause errichtet hatte, lernte bald, sich von der um eine Stufe erhöhten Diele ins kleine Fahrerhäuschen zu schwingen, und einmal drinnen, gehörte ihm die Welt. Über holprige Waldwege erreichte er die asphaltierte Provinzstraße, durchquerte eine bereits von Renaissancemalern gefeierte Landschaft und erreichte rasch die naheliegende Ortschaft, in der ihn alle kannten und jeder zu einem Plausch bereit war.

Sonntags sah man sein Gefährt am Gitter über dem in einen Hügel gegrabenen Fußballplatz stehen, weil er nach dem Spiel mitreden wollte. Und zur Jagdzeit ließ er es sich nicht nehmen, in waghalsiger Fahrt, mit Gewehr und Lockvögeln, das Gehölz oberhalb seines Hauses aufzusuchen, um dann wie die anderen darüber klagen zu können, daß er stundenlang umsonst auf der Pirsch gelegen habe …

Neben der gut erhaltenen Burg, in der die Gemeindeverwaltung residierte, wies das Dorf ein zweites Wahrzeichen auf, eine moderne Mühle, aus der die schweren Mehlsäcke anfangs noch auf dem Rücken der Arbeiter zu den am Ausgang wartenden Sattelzügen gelangten. Und in einem zugigen, staubigen Raum dieser zementgrauen, abstrakt anmutenden Konstruktion, die sich aus mehreren aneinandergereihten Röhren zusammensetzte, einziger Bezugspunkt für die nicht in der Landwirtschaft tätige Bevölkerung, verbrachte Santino viele Stunden damit, schadhafte Stellen an Leinensäcken zu flicken. Manchmal klagte er leise über die Tage, die er dort, je nach Jahreszeit frierend oder schwitzend, in trüber Einsamkeit ausharren mußte; doch gleich gewann der ausgelassene Frohsinn, den die Natur ihm zum Ausgleich für sein hartes Los geschenkt hatte, wieder die Oberhand.

Um seiner Unabhängigkeit willen war der Spaßvogel sogar eine Zweckehe eingegangen. *Santina* arbeitete am Corso, gegenüber der Bar, in einer schönen Villa im florentinischen Stil aus den zwanziger Jahren, dem Altersheim für familienlose Menschen, die sich nicht mehr selbst versorgen konnten. Und eine sonderbare Eigentümlichkeit dieser ansonsten völlig mittellosen und unscheinbaren Frau war ihre Vorliebe für Dostojevski, dessen Bücher sie derart in Aufregung versetzen konnten, daß der Arzt ihr die Lektüre strikt verboten hatte …

Thomas mochte die zarte Sanftmut und die althergebrachte Vernünftigkeit dieser Leute und das karge Pflanzenreich, in dem sie lebten und wirkten, während der Freund des öfteren den Mangel einer in südlicheren Regionen genossenen Vitalität bedauerte. Doch keimte – ungeachtet der unterschiedlichen Einschätzung – schon bald in beiden die Überzeugung, daß sie hier ein, ja vielleicht das einzige für sie geeignete Rückzugsgebiet gefunden hatten, wo sich, unbemerkt vom gewissenlosen Konsumismus, ein schöpferisches Dasein führen lassen würde.

Bei ihren Wanderungen durch die lichten Eichenwälder, welche allenthalben das nicht urbar gemachte Hügelland bedeckten, waren sie irgendwann auf ein vor Jahrzehnten von einer darbenden Bauernfamilie verlassenes Gehöft gestoßen, zu dem zahlreiche verwilderte Ölbäume und Reben, eine nie versiegende Quelle und sechsunddreißig Hektar Forst gehörten. Vom Haus aus konnte man verkehrstaugliche Straßen weder sehen noch hören, und die einzigen zwei in sicherer Ferne entdeckten Gebäude standen, wie sich herausstellte, unter Denkmalschutz.

Viele Male kehrten sie in zauberhaften, von würzigen Düften und liebkosenden Lauten erfüllten Sommertagen und -nächten dorthin zurück, freuten sich an jedem Stein und jeder Pflanze und malten sich in allen Einzelheiten ihre künftigen Tage aus …

Doch als die vom Freunde heiß geliebte und zutiefst gehaßte Mutter sich – nach heftigem Drängen und ausdrücklich gegen den eigenen Willen – endlich dazu bereit erklärt hatte, die vergleichsweise spottbillige Ruine samt Grundstück zu erwerben (in kürzester Zeit sollte sich der Marktwert verzehnfachen), machte

Edos Unduldsamkeit ihren Traum zunichte, noch bevor er angefangen hatte, Gestalt anzunehmen.

Es mochte genügend plausible Ursachen geben, die sich parallel zu dieser Zukunftsplanung angehäuft hatten und das Faß im entscheidenden Augenblick zum Überlaufen brachten. Da Thomas aber die konkreten Aussichten, die sich ihnen boten, nicht nur für wünschenswert, sondern geradezu für überlebensnotwendig hielt, und er überdies nicht wirklich nachvollziehen konnte, was das Faß zum Überlaufen gebracht hatte, bemächtigte sich seiner vorübergehend ein Gefühl wütender, ohnmächtiger Auflehnung. Und wären nicht die jugendliche Fähigkeit, schadlos Schicksalsschläge einzustecken, und die unerschütterliche Wertschätzung, die der Freund bei ihm genoß, gewesen, eine einzigartige, bereits weit fortgeschrittene Geschichte hätte vielleicht einen gewaltsamen Abschluß gefunden und nur einen traurigen Scherbenhaufen hintergelassen …

Auf eine geradezu teuflisch anmutende Weise vermochte Edo eine Atmosphäre reiner, sorgloser Glückseligkeit abrupt in zermürbende, aussichtslose Diskussionen über ein reales oder fiktives Übel zu verkehren. Thomas hatte mit der Zeit einen sechsten Sinn dafür entwickelt und fühlte die Gefahr nahen, ohne sie jedoch abwenden zu können. Unvermeidlich ließ er sich auf sachliche Argumentationen ein, die gar nicht sachlich sein wollten, verstrickte sich, um die eben noch vorhandene Eintracht wiederherzustellen, in immer abstrusere Beweisführungen, bis ihm bewußt wurde, daß alles Reden zu nichts führte, daß es dem Freund nur unerträgliche Pein bereitete, ihn zur Raserei brachte. Dann griff er nach Lederjacke und Tabak und floh völlig aufgewühlt aus der Wohnung, während Edo ihn schreiend und heulend davor warnte, ihn in diesem Zustand allein zu lassen …

Einmal war er nach einem solchen zerstörerischen Klärungsversuch in ihr kleines familiäres Stammlokal geeilt, hatte sich vor dem liebenswerten österreichischen Wirt aufgebaut und ihn allen Ernstes gefragt, ob er Edo oder sich selbst umbringen oder ein für allemal davonlaufen solle – natürlich ohne eine Antwort zu erhalten.

Lange Nächte verbrachte er in schäbigen Münchner Hotelzimmern, eine, aus Geldmangel, auf schneereichen Straßen, und wenn er in einer Art von komatösem Zustand nach Hause zurückkehrte, fand er nicht den Blutfleck im Hof, nach dem seine Augen jedesmal furchtsam spähten, sondern den etwas angeschlagenen, aber wie ein Phönix aus der Asche erstandenen Apoll – einen von der Natur mit Schönheit, Geist und Humor so reichlich gesegneten Menschen, daß es unbegreiflich scheinen wollte, wie ein solcher für Selbstzweifel und Ängste anfällig sein konnte …

Obwohl Thomas die weitverbreitete Wichtigtuerei mit psychologischen Begriffen zuwider war, hatte er schon früh ärztlichen Beistand gesucht. Weil aber die rückständigen, irrationalen Kräfte, die Italiens öffentliches Leben beherrschten, in ihm das Schreckgespenst einer Klapsmühle weckten, in der Edo bei unvorsichtigem Vorgehen landen und die er, wenn überhaupt, nur unrettbar gezeichnet wieder verlassen würde, hatte er sich an einen in seinen Kreisen damals sehr beliebten deutschen Heilpraktiker gewandt, auf daß der ihn an einen kompetenten Kollegen weiterleite.

Dieser mit militärischer Herzlichkeit auftretende Mann hörte sich die Schilderung der Symptome aufmerksam an, um dann ohne Umschweife festzustellen, daß ein jeder gesunde Mensch über einen gewissen Grad an Wurstigkeitsgefühl verfüge, um mit den oft schwierigen Gegebenheiten des Lebens fertig zu werden. Wo dieser Schutz aber fehle oder ungenügend ausgeprägt sei, ließe sich leider nichts machen …

Ungläubig lauschte Thomas seinen Worten, verabschiedete sich dankend und beschloß, fürs erste keine weiteren Schritte zu unternehmen.

Nach ihrem Umzug in den Norden hatte Edo, ungeachtet der sprachlichen und kulturellen Barrieren, aus eigener Initiative mehrfach versucht, seines Gemütslebens mit fremder Hilfe Herr zu werden. Außer ein paar tröstenden Worten hatte er dabei jedoch wenig gewonnen; sich überdies nicht selten primitiver moralisierender Angriffe erwehren müssen. Allein, dank der intensiven Beschäftigung mit der eigenen Vergangenheit und endloser Gespräche mit dem Freund war es ihm allmählich gelungen, sich ein recht präzises Bild von den nach der Geschlechtsreife stattgefundenen verletzenden Ereignissen zu machen.

Da dieses Bewußtwerden aber nicht die oft versprochene wunderbare Erlösung herbeiführte, und die schlecht verheilten Wunden, trotz seines Wissens um ihren Ursprung, immer wieder aufbrachen, kam er endlich zu dem Schluß, daß ein solch unergründliches Leiden nur das Leben selbst, welches es hervorgebracht hatte, wieder aus der Welt schaffen konnte.

Drei Jahrzehnte nach der Aufgabe ihres Traums vom zurückgezogenen Wirken in einem natürlichen Garten hatte dieses selbe Leben den zwei Freunden übrigens mit einem schelmisches Lächeln zu verstehen gegeben, daß man ihm stets mehr vertrauen sollte als allen vom Verstand produzierten Wunschvorstellungen und Schlußfolgerungen, so verlockend und überzeugend diese auch klingen mochten.

Verleitet von leichtsinniger Neugierde, hatten sie den Namen des in fernen Tagen und Nächten unendlich verheißungsvoll erschienenen Landguts in eine jener elektronischen Suchmaschine eingegeben, die gegenwärtig ebenso respektlos und wie selbstverständlich danach trachten, dem gedruckten Wort den Garaus zu machen. Und mit einem Mal war auf dem Schirm, gleich einem absurden Alptraum, die von einer internationalen Touristikgesellschaft ins Netz gestellte Bildergalerie aller Güter der Umgebung aufgetaucht. Orte, deren heiliges Andenken sie im Herzen aufbewahrten, hatten dort einen einförmigen rustikalen Charakter angenommen, der an alte Historienfilme aus Hollywood erinnerte. Und das falsche, grob verputzte Mauerwerk vertrug sich vortrefflich mit den billigen, kitschig-modischen Badezimmereinrichtungen und den unmöglichen, halogenen Designertischlampen – offensichtlich alles vom selben Hersteller. Die vor ihrem einstigen Besitz im gleichen Stil errichtete Steinveranda, auf der ein Frühstück mit exquisiten lokalen Spezialitäten den Gast erwartete, bot den Ausblick auf ein kleines, von weißen Plastikliegen umgebenes Schwimmbecken. Dahinter der bekannte lichte Eichenwald, welcher aber, wohl aufgrund der Seelenlosigkeit des Aussichtspunktes, einen ungewohnt kümmerlichen und sterilen Eindruck machte.

Nachdem sie sich zur Genüge empört und ereifert hatten, mußten Thomas und Edo immerhin zugeben, daß ihnen dank einer weisen Schicksalsfügung vieles erspart geblieben war. Nicht auszudenken, was es bedeutet hätte, sich, unter Einsatz der besten Kräfte, fern vom städtischen Chaos ein eigenes Zuhause zu schaffen, um eines Tages feststellen zu müssen, daß dieses von schaurig unwirklichen, angeblich jahrhundertealten Unterkünften für anspruchsvolle Touristen umzingelt war und jederzeit ein überdimensionaler Pseudogeländewagen bis zu ihrer Haustür vordringen konnte.

So wie Goethe, der ein Leben lang bestrebt gewesen war, seine Menschenkenntnis zu erweitern, sich den Luxus einer Abscheu vor Krankheit und Tod geleistet hatte, versuchten Thomas und Edo das in Erfahrung Gebrachte schnellstens wieder zu vergessen, um ihren ohnehin nicht leichten Existenzkampf vor unnötigen, schädlichen Gedanken zu bewahren. Was blieb, war eine verstärkte Ahnung von der Unmöglichkeit, der geldgierigen Krake wo auch immer zu entkommen …

Sein Kinn rutschte aus der stützenden Hand, und Thomas schlug erschrocken die Augen auf. Ein Blick zur Uhr sagte ihm, daß seit dem letzten Mal nur wenige Minuten vergangen waren, und dieser seinem Zeitgefühl so gar nicht entsprechende Stand der Zeiger weckte für einen Augenblick Zweifel am eigenen Wahrnehmungsvermögen. Diese seltsame Verunsicherung wiederum rief ihm das lebensfrohe Gesicht in Erinnerung, dem er am Morgen auf der Straße begegnet war und das so gar nicht in sein Weltbild passen wollte.

Wie konnte jemand, der von früh bis abends, nach den von Softwareentwicklern vorgegebenen Regeln, auf einem Computer herumtippte, der zwischen häßlichen Fabrikaten aus riesigen Möbelhäusern ein phantasieloses Dasein führte und, ohne von Geldmangel dazu gezwungen zu werden, den täglichen Bedarf an Gaumenfreuden beim Discounter deckte – wie konnte so ein Mensch nicht fahl und deprimiert aussehen? Und außerdem – mußte einem, für den klassische Dichter allenfalls berühmte Namen waren, die trostlose Engstirnigkeit nicht auf die Miene geschrieben sein?

Normalerweise hatte ja alles seine mehr oder weniger vorhersehbare Ordnung und Logik. Männer begannen mittlerweile vermehrt mit dreißig kahlköpfig zu werden, Frauen erhoben ihre natürliche Gebärfähigkeit gern zum persönlichen Verdienst, und Kinder waren, bei allem entnervenden Geplapper und Getue, in erster Linie zumeist schrecklich langweilig. Im Übrigen herrschte ständige Bewegung, keiner konnte sich mehr als oberflächliche Gefühle leisten, und das Ganze ließ sich irgendwie als ein Zusammenwirken von erziehungsbedingter Willensschwäche, marktgerechter Geistesarmut und ökonomischem Prozeß begreifen.

Doch dann geschah es, daß ein einzelner augenscheinlich liebenswerter und glücklicher Mensch ihm über den Weg lief – oft handelte es sich um Jugendliche und fast immer passierte es an Sonnentagen –, und plötzlich war ihm, als würde seine ganze Lebensweisheit in Frage gestellt …

Gab es für seine Leiden an den Dingen dieser Welt keine objektiven Gründe mehr? Konnten Menschen, die von den Reichtümern, welche sich seit Kindesalter in seiner Seele ansammelten, nicht die geringste Ahnung hatten, rundum zufrieden sein und vielleicht sogar unbeschwerter genießen als er selbst? War es womöglich nicht einmal auszuschließen, daß sie eines Tages, entgegen allen katastrophalen Prognosen, das perverse Industriezeitalter einfach hinter sich lassen würden?

Nicht, weil er sich in seiner Ehre verletzt fühlte,

weil ihm daran lag, unbedingt recht zu haben, schmerzten ihn solche Überlegungen. Vielmehr beschlich ihn in seiner Verwirrung der Verdacht, daß ein lebenslanger kritischer Hochmut ihn fehlgeleitet und ihm viele unnütze Mühen beschert haben könnte

Wenn er wieder zu sich kam, mochten derartige Sorgen lächerlich erscheinen. Der Verstand sagte ihm dann, daß eine übersteigerte Form jenes Neids, den er gelegentlich gegenüber anspruchslosen Mitmenschen empfand, diese trügerische Wahrnehmung produziert haben mußte. Hätte er die Person, welche bei Tagesanbruch mit ihrer zur Schau getragenen Heiterkeit das innere Beben in ihm ausgelöst hatte, nur angesprochen, jeder Selbstzweifel wäre wohl sofort im Keim erstickt worden.

Und dennoch, die Erfahrung lehrte ihn, daß er beim nächsten Mal, in sieben Wochen oder drei Jahren, erneut dem Bann jenes Trugbildes erliegen würde – machtlos, wie es die Verliebten sind.

Die Verliebten … Thomas hatte Edo stets über alles geliebt und ihm, wann immer es etwas zu entscheiden galt, den Vorrang gegeben. Was Freunde und Bekannte, je einfacher sie gestrickt waren, um so entschiedener davon ausgehen ließ, daß die beiden schwul sein mußten.

Und doch war auch er mehr als einmal von Cupidos Pfeilen getroffen und in jenen Zustand verzückter Sehnsucht versetzt worden, der nur wenig mit wahrer, nie vernunftwidriger oder wirklichkeitsfremder Liebe zu tun hat.

Als er sich mit fünfzehn das erste Mal richtig verliebt hatte, galt Thomas' Aufmerksamkeit einem gleichaltrigen Mädchen, welches seine Gefühle – ein bereits voll ausgeprägtes Schmachten nach ihrem Antlitz, ihrer Stimme, ihrer Gegenwart – nicht erwiderte. Doch war es keine kalte Abweisung ihrerseits gewesen, eher eine verlegene Reserviertheit, die ihn nicht hinderte, sich unendlicher Glückseligkeit und maßloser Traurigkeit hinzugeben. Und auch als sie in rascher Abfolge verschiedene *Freunde* gehabt hatte, verletzten ihn diese *Beziehungen* in keiner Weise, da es sich ganz offensichtlich um ein teilnahmsloses Spiel zur Festigung des eigenen Selbstbewußtseins handelte.

Gelegentlich eines letzten Zusammentreffens mit der nun nicht mehr schmerzlich Geliebten, entdeckte er Jahre darauf durch Zufall ein Photo von sich selbst in ihrer Schreibtischlade. An dem Geheimnis, was er für sie gewesen war oder vielleicht noch sein mochte, wollte er da nicht mehr rühren …

Mit sechzehn galt sein besonderes Interesse dann für kurze Zeit einer um ein Jahr jüngeren Österreicherin. Sie war auf eine gewöhnlichere Art schön als die andere, besaß aber etwas Seelenverwandtes, das ihre Erscheinung für ihn verklärte. Im Sommer hatte er es übernommen, während der Abwesenheit der Familie die Blumen in ihrer Wohnung zu gießen. Und als er die Wand voller Malereien, Gedichten und Sinnsprüchen in ihrem Zimmer entdeckte, hatte er dort ein verborgenes Zeichen seiner Verliebtheit zurückgelassen. Im Herbst faßte er sich ein Herz und lud das Mädchen, mit dem er bis dahin kaum ein paar Worte gewechselt hatte, zum gemeinsamen Besuch eines Open-air-Konzerts ein. Die Eltern würden das gewiß nicht zulassen, erklärte sie ihm, ohne eine Gemütsbewegung zu verraten. Also rief er den Vater an. Und dieser bestätigte ihm in aller Ruhe, daß die Tochter seiner Ansicht nach für solche Unternehmungen noch zu jung sei.

Am nächsten Morgen überraschte ihn die im Grunde noch völlig Unbekannte mit einem unterwürfigen Gebaren, welches offenbar vermitteln sollte, daß sie jetzt ihm gehöre – was ihn instinktiv abstieß. Und seither hatte er ihre Nähe gemieden …

Auf der Universität – Edo war damals bereits mit aller Macht in sein Leben getreten – hatte Thomas eine Frau kennengelernt, die ihm an Selbstsicherheit und Lebenserfahrung derart überlegen schien, daß es ihm nie eingefallen wäre, sich ernsthaft mit ihr zu befassen. Eines Tages jedoch hatte sie selbst die Initiative ergriffen, und nach einigen Begegnungen, nachdem er mehrmals einen Blick hinter ihre Maske hatte werfen dürfen, war der Funke übergesprungen und sie ihm unentbehrlich geworden.

Als er die erste Nacht in ihrer Wohnung verbrachte, war es wiederum sie gewesen, die ihn aufgefordert hatte, zu ihr ins Bett zu kommen. Und er, der Geschlechtlichkeit bis dahin als das Einfachste und Natürlichste dieser Welt betrachtet hatte, fühlte sich minutenlang von einer ungeahnten Angst gelähmt, deren Ursprung er erst viel später begriff. Die Vereinigung sollte sich nicht wie von selbst aus Vertrautheit und Zärtlichkeit ergeben, sondern gewissermaßen als etwas vom Kopf Gesteuertes stattfinden …

Eigensinnig und launenhaft konnte sie sein und oft genug für ihn unerreichbar. Stunden verbrachte sie damit, ihre Fingernägel zu pflegen, und fand an seinen Lieblingsbüchern wenig Gefallen. Doch bezauberten ihn ihr Freimut und ihre Vorurteilslosigkeit, ihre forschenden Blicke, in denen reine, unverdorbene Güte und Intelligenz leuchteten. Und wenn sie am Fluß am Baum lehnte, und er, mit geschlossenen Augen auf dem Gras ausgestreckt, das Haupt auf ihrem Schoß ruhen ließ, war es, als hätte das Leben gerade erst begonnen, als gäbe es kein Alter und keine Pflichten mehr, als sollte ein selbstgenügsames Glück ihnen fortan den Weg weisen.

Wie ein Engel wußte sie zu küssen und vermochte im Spiel der Leidenschaft unglaubliche Kräfte zu entwickeln. Und nie war er friedvoller in den Schlaf gesunken und wieder aus diesem erwacht als an ihrer Seite. Bis sie ihn eines Nachmittags, inmitten der schutzlosen Selbstvergessenheit eines solchen Spieles, plötzlich von sich gestoßen und geschrieen hatte: „Du bist ein Schwein wie alle anderen!“

Thomas war augenblicklich erstarrt, erfüllt von einem abgrundtiefen Todesverlangen, das ihm wie Gift in die Adern schoß. Er wollte nur verschwinden, nicht mehr sein.

Erst ihr tonloses „Verzeih!“ hatte ihn davon befreit – nicht aber von dem Schrecken. Bei aller Unschuld besaß er eine hinreichende Kenntnis der vielen Arten von Vergewaltigung, denen Frauen seit jeher ausgesetzt sind.

In der Folgezeit scherzte sie manchmal darüber, daß seine Anhänglichkeit ihr verdächtig vorkam. Meist hatte sie ihn zuvor schlecht behandelt oder war ihm mit fadenscheinigen Entschuldigungen aus dem Weg gegangen. Er prüfte sich dann, konnte jedoch keine niedrige Absicht in sich entdecken. Und wie um ihr dies zu beweisen, vermied er es eine Weile, sie in ihrer Wohnung aufzusuchen, und wählte als Orte der Begegnung öffentliche Anlagen oder Lokale.

Es gab noch Momente, in denen sie sich in die Augen schauten wie zwei, die einander nichts zu verbergen haben, die sich im Gegenüber widerspiegeln. Daneben aber häuften sich ihre Klagen über Edo. Sie warf Thomas vor, den Freund zu bevorzugen, wenn sie seiner Hilfe am meisten bedurfte. Immer öfter ließ sie sich wütend über den eingebildeten Intellektuellen aus, der ihn nur schamlos ausnutzte. Und nach einem unbedeutenden Streit eröffnete sie ihm eines Tages, daß es wohl das Beste wäre, wenn sie sich eine Zeitlang nicht sehen würden.

Er war darauf eingegangen und hatte sich an die Abmachung gehalten. Was blieb ihm anderes übrig, da er doch den unbarmherzigen Zorn, mit dem sie auf ein Zuwiderhandeln reagiert haben würde, nur zu gut kannte.

All das konnte ihn nicht davon abhalten, den ganzen Tag an sie zu denken, ihre Nummer zu wählen, um die Stimme auf dem Anrufbeantworter zu hören, oder nachts im Nieselregen auf der Holzbank ihres Innenhofes auszuharren, in der Hoffnung auf einen Schatten hinter den Gardinen. Hartnäckig wartete er an Bushaltestellen, die sie für gewöhnlich benutzte, saß in Bars und Cafés, die sie zu besuchen pflegte, oder stand bei dem Gebäude, in dem sich ihr Arbeitsplatz befand, auf der Lauer – ohne sie jemals zu Gesicht zu bekommen. Und als er nach Monaten endlich Verdacht schöpfte und die Klingelknöpfe an ihrem Haustor kontrollierte, stellte er fest, daß sie weggezogen war.

Allmählich legte sich die verzehrende Sehnsucht, die Erinnerungen verfolgten ihn nun nicht mehr ohne Unterlaß. Immer seltener vergoß er heiße Tränen in nächtlicher Einsamkeit und ging wieder in den vielfältigen Herausforderungen des Lebens auf.

Zweimal hatte sie ihn im Lauf der Jahre noch angerufen, lebhaft und ungezwungen geplaudert, als wären sie erst gestern zusammen gewesen, laut aufgelacht, als er sie sofort treffen wollte, und ihn auf ein andermal vertröstet …

Ein letztes Mal war Thomas von jenem Taumel frühlingshaften Erwachens mit dreiundfünfzig erfaßt worden. Esther, die seine Tochter hätte sein können, führte ein extrem ungeregeltes Dasein, nahm Drogen, hatte ständig Geschichten mit irgendwelchen Männern und konnte auf eine psychopatische Art unberechenbar und aggressiv sein. Bei alledem war sie im Innersten ein einzigartig guter Mensch und daher auch einzigartig schön. Und wenngleich ihrer unbeugsamen, aussichtslosen Ablehnung aller Konventionen selbstzerstörerische Züge anhafteten, Thomas war immer wieder verblüfft und es tat ihm einfach wohl, wie sie feiger Lügenhaftigkeit und frecher Unverschämtheit scharfzüngige Lektionen erteilte, sobald ihr diese zu nahe kamen.

Es konnte passieren, daß solche Zusammenstöße gefährlich eskalierten und er Esther gegen ihren Willen mit sich fortziehen mußte, was zuweilen zu amüsanten Szenen führte. Und natürlich war er nicht immer zugegen, weshalb er sie einmal im Krankenhaus wiederfand, nachdem ein Zuhälter, der es nicht anders kannte, sie brutal zusammengeschlagen hatte. Zumeist gelang es ihr jedoch, die Gegner fertigzumachen und sprachlos zurückzulassen.

In Thomas fand sie einen Ruhepol, eine grenzenlose Bereitschaft, ihr Tun trotz allem gelten zu lassen, einen sicheren Hafen, in den sie nach stürmischen Abenteuern flüchten konnte. Mit großer Unbefangenheit verfügte sie darüber, war sich der Sache absolut sicher, selbst wenn er sie zurechtwies und schalt. Und nur in gewissen Augenblicken verweilte ihr Blick plötzlich ungläubig auf ihm, als könne sie sich die Zuneigung dieses weltfremden Büchermenschen nicht erklären.

Wie Geschwister, die in demselben Haus aufgewachsen und nur durch einen ungewöhnlichen Altersunterschied getrennt sind, verkehrten sie miteinander, redeten und scherzten bedenkenlos und hatten keine Scheu, Zärtlichkeiten zu tauschen, ohne je das Verlangen zu verspüren, darüber hinauszugehen.

Esther führte ihn bei verrückten, asozialen Typen ein, die er sonst nie kennengelernt haben würde, erzählte ihm haarsträubende Geschichten, über die er lächelnd den Kopf schüttelte, und hörte schweigsam, fast ehrfürchtig zu, wenn er von eigenen Dingen sprach – als habe sie ein unergründliches Geheimnis vor sich.

Beim letzten Treffen vor einem Tabakladen – er brachte ihr etwas Geld – sah sie übernächtigt und mitgenommen aus. Seit Wochen hatte sie kein Dach mehr über dem Kopf, und eine erschütternde bittere Verzweiflung lag in den großen Kinderaugen. Thomas lud sie ein, vorübergehend bei ihm unterzuschlüpfen, was sie dankend ablehnte. Zum Abschied küßte sie ihn mit einer Inbrunst, die alles Trennende zwischen ihnen aufzuheben schien und eine angstvolle Ahnung in ihm aufsteigen ließ. Drei Tage später setzte der heimtückische Inhalt einer Spritze ihrem Leben ein Ende …

Hinsichtlich des weiblichen Geschlechts beschränkte sich sein vertrauter Umgang seither auf Nunzia. Sie war vielleicht sogar ein bißchen verliebt in ihn – soweit die Achtung, die sie ihm entgegenbrachte, das überhaupt zuließ. Im übrigen war ihre Beziehung bestimmt vom kameradschaftlichen Einsatz, mit dem sie gemeinsam das Lokal führten.

Und dennoch: Eines Nachts, nachdem sie zusammen die letzten lästigen Putz- und Aufräumarbeiten erledigt hatten, fragte sie ihn unvermittelt, ob er als Mann nicht eine Frau brauche. Kaum hatte sie es ausgesprochen, war das Gesicht rot angelaufen. Er gab ihr einen leichten Nasenstüber und sagte kein Wort.

In vorgeschichtlichen Zeiten hatte der Mann sich die Frau geschaffen, festgelegt, wie sie zu sein habe und wie nicht. Da es sich aber um ein lebendiges Wesen handelte, wurde ein rätselhaftes daraus.

Andererseits, gab Edo mit seinen turbulenten Beziehungsdramen nicht ein ähnliches Rätsel auf? So sehr sein ganzes Denken von humanistischen Idealen geprägt war, die Frau blieb für ihn etwas *Anderes*. Nie hätte er ein vulgäres Adjektiv wie *sexy* verwendet – was für ihn soviel wie hurenhaft bedeutete, da es der Frau eine vorgegebene Geilheit unterstellte, die aufreizend wirken sollte. Doch bezeugte sein Benehmen gegenüber den von der Natur mit kleinen anatomischen Unterschieden versehenen Menschen, seine Galanterie, eine Voreingenommenheit, die einem unkomplizierten Verhältnis nicht gerade förderlich war.

Mit einer ans Herz greifenden Blindheit schwärmte er von der jeweiligen Erwählten, alle sonst gestellten Ansprüche hintanstellend – um dieselbe dann, nach erfolgtem Bruch, mit den schlimmsten Schimpfnamen zu überhäufen. Thomas konnte sich des Eindrucks nicht erwehren, daß solche Haßausbrüche Edos

Mutter galten. Während die überschwengliche, mitunter rührende Verliebtheit einer unausgegorenen Wunschvorstellung entspringen mußte …

Seltsam, auch solch charakteristisches Schwärmen für einen anderen, das zu allen Zeiten und bei allen Völkern in der Literatur reichlich Niederschlag gefunden hatte, schien inzwischen einer anderen Welt anzugehören.

Wann war er das letzte Mal einem aus tiefster Seele kommenden verliebten Blick begegnet?

Natürlich gab es unzählige Experten, die einem detailliert erklärten, woran man den verliebten Mann erkennen konnte – bei Frauen schien die Bereitschaft zu Intimitäten von größerer Bedeutung zu sein. Doch beschränkte sich das oberflächliche Gelaber zumeist auf Merkmale, aus denen zu ersehen war, daß der Herr oder Kerl mehr wollte, als nur mit ihr ins Bett gehen. Was immer das bedeuten mochte …

Wovon aber lebten Menschen, deren Gefühle auf Kategorien wie süß oder sauer, Streß oder Langeweile, vor Kälte zittern oder in der Sonne dösen zusammengeschrumpft waren? Wie fanden sie jeden Morgen die Kraft, aufzustehen und irgend etwas zu beginnen?

Vor einigen Wochen war er mit einem etwa dreißigjährigen Stammgast ins Gespräch gekommen. Das heißt, der junge Mann hatte ihn, auf die ausgestellten Bücher deutend, gefragt, ob es heute überhaupt noch Sinn mache, Prints herauszubringen. Die Möglichkeit, übers Internet zu veröffentlichen, reduziere das Risiko doch praktisch auf Null, während die sozialen Netzwerke unbegrenzte Möglichkeiten der Vermarktung boten.

Thomas, dem bereits die zu Beginn der digitalen Ära von klassischen Intellektuellen geführten Dispute über eine notwendige Ablösung des Buches durch elektronische Datenträger Magenschmerzen bereitet hatten, war zunächst sprachlos.

Er wußte von dem Jeans- und Kapuzensweatträger mit dem harmlosen Gesicht lediglich, daß dieser an einer Plattform arbeitete, um Sportvereine und potentielle Interessenten zusammenzuführen. Mit Dichtung schien er nichts am Hut zu haben …

Warum aber äußerte er sich dann so selbstsicher zu einem Gegenstand, der ihn gar nichts anging?

Wahrscheinlich wollte er die von den Computerfirmen erhaltenen Belehrungen über die Freiheiten und Chancen, die ihre Programme dem Nutzer boten, einfach an ältere, vom technischen Fortschritt überrollte Generationen weitergeben. Ob es sich dabei um Singlebörsen, Restaurant-Apps oder eben den Buchdruck handelte, war völlig einerlei.

Der selbstgefällige Ton, in dem der Ahnungslose die Werbemottos von eBook-Herstellern nachplapperte, reizte Thomas jedoch zum Widerspruch. Das konnte er nicht stillschweigend durchgehen lassen. Irgendwo mußte es eine Grenze geben.

Also stellte er zunächst einmal klar, daß *Kindle*, und wie sie alle hießen, es sehr wohl Tausenden und Abertausenden ermöglichte, ihre belanglosen persönlichen Schöpfungen gratis *herauszubringen*, daß diese *Werke* aber, trotz der vielversprechenden sozialen Netzwerke, kaum Leser fanden – abgesehen von einzelnen originelleren Krimis oder einschlägigen Ratgebern. Und, ohne sich von dem augenscheinlich nicht ans Zuhören gewohnten jungen Mann unterbrechen zu lassen, fuhr er mit seinem Plädoyer fort, indem er darauf hinwies, daß auch nach dreißig Jahren World Wide Web immer noch die Presse darüber entschied, ob Literatur von einem breiteren Publikum wahrgenommen wurde, und daß Journalisten sich niemals mit einem Text befassen würden, der nicht in Buchhandlungen auslag. Außerdem seien die kulturellen Errungenschaften der Menschheit ohne das geschriebene und später gedruckte Wort undenkbar. Während der heutige, nur ein Nebenprodukt industrieller Automatisierung darstellende elektronische Unfug über kurz oder lang als eine von unzähligen verrückten Moden in die Geschichte eingehen werde …

Thomas hatte sich derart in Rage geredet, daß seine Stimme zuletzt bebte und der arglose Kapuzensweatträger sich bemüßigt fühlte, ihn lächelnd darauf aufmerksam zu machen und zu beruhigen. Andererseits schien das Gesagte wirkungslos an ihm abgeperlt zu sein, denn er fing gleich wieder an, die Vorteile einer digitalen Veröffentlichung aufzuzählen.

Ganz offensichtlich beschränkte sich sein geistiger Horizont auf eine von integrierten Schaltungen geregelte Marktwirtschaft, in die er hineingeboren worden war. Daß es ein Leben geben könnte, welches sich nicht binär darstellen und verwalten ließ, mußte für ihn unvorstellbar sein.

Vermutlich hatten ihm Eltern und Großeltern noch die eine oder andere alte Geschichte erzählt, und aus der Schulzeit war wohl der eine oder andere Name historischer Persönlichkeiten in seinem Gedächtnis hängengeblieben. Erinnerung im wahren Sinne des Wortes besaß er allerdings nicht, da sein begrenztes Wissen in keine tiefergehende eigene Erfahrung eingebettet war. Und im übrigen hätte er dieses Wissen jederzeit im Internet wiederfinden und dort erweitern können …

Offenbar hatte er es hier mit einem irrealen Wesen zu tun, das seine körperlichen Elementarbedürfnisse befriedigen durfte, solange die Industrie genügend produzierte, das aber über kein eigenes, von Kindesalter an gewachsenes Seelenleben verfügte. Mit einem identitätslosen Menschen, ohne nennenswerte Vergangenheit oder Zukunft. Einem inhaltsleeren Mosaik, bestehend aus unzähligen unzusammenhängenden virtuellen Angeboten.

Sein Verlangen nach *wirklichen* Erlebnissen – denn ein solches schien auch bei ihm in irgendeiner Weise fortzuexistieren – stillte dieses ferngesteuerte Individuum mit gelegentlichen Reisen ins wilde Afrika oder andere exotische Länder, wo man gefährlichen Schlangen und Löwen begegnen oder an einem Meeresstrand dem Schlüpfen tausender Schildkröten beiwohnen konnte. Und zuweilen träumte der Musterbürger vielleicht sogar von einem Sechser im Lotto, um seinem dunkel empfundenen Zwangsdasein entfliehen zu können. Wie auch immer das funktionieren sollte.

Bilder von Zeiterscheinungen längst verflossener Epochen zogen an Thomas' geistigem Auge vorbei. Verkrüppelte Füße chinesischer Frauen, die keine Bewegungsfreiheit gewährten, männliche Ehrenduelle wegen irgendwelcher lächerlicher Beleidigungen, beängstigende Ritterharnische, groteske Perücken, massenhafte Zylinderhüte… Die Entwicklung zum Menschen hin war seit jeher von seltsamen vergänglichen Gewohnheiten begleitet worden.

Wie oft stellten Edo und er bei Gesprächen über die eigene Kindheit erstaunt fest, daß sie in einem gewissen Alter dasselbe Spielzeug besessen oder dieselben kleinen Quader von Quittenbrot geliebt hatten, die man für wenige Lire beim Lebensmittelhändler kaufen konnte. Alles Dinge, die es heute nicht mehr gab.

Auch der elektronische Unfug würde einmal ein Ende haben, darüber konnte kein Zweifel bestehen. Doch im Unterschied zu anderen Moden, die bei den nachfolgenden Generationen kaum sichtbare Spuren hinterließen, würde es sich da nicht um das unbemerkte Verschwinden einer belanglosen Äußerlichkeit handeln.

Es war vorherzusehen, daß die von künstlichen Notwendigkeiten bestimmte Lebensform eines Tages dem menschlichen Faktor zum Opfer fiel, wenn sich die Mißachtung der echten, über Fressen und Scheißen hinausgehenden Bedürfnisse nicht mehr kompensieren ließ. Dann aber würden die von klein auf mit Fertigprodukten gefütterten Hirne ihrer Unfähigkeit, eigenständig zu denken, völlig hilflos ausgeliefert sein.

Eine hoffnungslose Anarchie mußte die Folge sein, schlimmer als bei den maßlosen Zerstörungen zurückliegender Kriege. Denn der bereits jetzt zu beobachtende Verlust an Urteilskraft würde einhergehen mit einer über Jahrzehnte gepflegten Rechthaberei und jedes sinnvolle Tun von vornherein unmöglich machen. Apokalyptische Szenen mochten sich da abspielen, die jede Vorstellungskraft sprengten. Und Thomas machte erst gar nicht den Versuch, sich diese auszumalen, zumal er sie ohnehin nicht mehr erleben würde …

Aber reichte nicht schon der Anblick seiner Zeitgenossen aus, um einen in tiefe Niedergeschlagenheit versinken zu lassen? Überall Menschen, die keine Ahnung hatten von der Bedeutung eines einmaligen Telefonanrufs, der unerschöpflichen Aussagekraft eines Photos, der Faszination eines detaillierten Stadtplans; die unablässig, Tag und Nacht, auf ihrem kleinen Bildschirm nach Ablenkung suchten, auf der Straße schamlos gestikulierend auf diesen einredeten oder, seine phantastische Speicherkapazität nutzend, alles, was ihnen über den Weg lief, aufnahmen, um es in Echtzeit mit einer möglichst großer Anzahl von Gleichgesinnten zu teilen …

Gewiß, eine Minderheit hatte sich zunächst gesträubt, den ganzen Unsinn mitzumachen, es als lästig und ungezogen empfunden, wenn im Restaurant Gäste am Nebentisch sich auf einem Tablet durch die Urlaubsbilder *wischten*, oder verständnislos den Kopf geschüttelt beim Auftauchen eines Fußgängers, der taub und blind, d.h. die Ohrmuscheln mit einem Kopfhörer abgedeckt und den Blick gebannt auf ein Navigationssystem gerichtet, durch die Gegend lief. Eine Minderheit war diesem Treiben anfangs noch als einem weiteren Auswuchs der allmächtigen Marktwirtschaft ablehnend gegenübergestanden. Schon bald aber hatten die meisten sich davon überzeugen lassen, daß ein Smartphon im Grunde nur ein normales Handy mit einigen nützlichen Zusatzfunktionen sei. Und war dieser Schritt erst getan, brachte es das notwendige Kennenlernen des Geräts mit sich, daß die ungläubigen Thomasse immer mehr Apps als nützlich, wenn nicht unverzichtbar und die sozialen Netzwerke als ein praktisches Mittel zur Bekämpfung der Einsamkeit anerkannten, bis sie zuletzt, gleich unzähligen anderen, anfingen, ihre wertvolle Zeit mit idiotischen Spielchen totzuschlagen.

Wie eine Seuche hatte das in wenigen Jahren um sich gegriffen. Und immer schwieriger war es geworden, jemandem zu vermitteln, daß man sehr wohl ohne ein Smartphon auskommen konnte, daß es dazu keiner fortschrittsfeindlichen Ideologie bedurfte, daß für alles Wesentliche in unserem irdischen Dasein ein weltweites Netz von miteinander verbundenen Computern völlig überflüssig, ja schädlich war, daß er selbst den lebenden Beweis dafür lieferte.

Im besten Fall lachte man ihn freundlich aus. Manch einer ging sogar soweit, ihm mit ernster Miene recht zu geben – ohne deshalb von seinen schlechten Angewohnheiten abzulassen …

Andererseits, hatte er nicht ein Leben lang die Erfahrung gemacht, daß Dinge, die der großen Mehrheit als unverzichtbar galten, ihm wenig oder nichts bedeuteten?

In einem Alter, da fast alle Entscheidungen außerhalb seines Kinderzimmers noch von Erwachsenen getroffen wurden, hatte er das Fehlen eines Fernsehapparats in der eigenen Wohnung weder als Entbehrung noch als Demütigung empfunden. Wollten er und seine Schwester sich eine Sendung mit Donald Duck oder Zorro ansehen, gingen sie zur Hausmeisterin, die über ein solches Gerät verfügte. Und wenn ein wichtiges Fußballspiel gezeigt wurde, suchten sein Vater, der Bruder und er eine kleine Bar in der Nachbarschaft auf und verbrachten dort, in Gesellschaft einiger anderer Zuschauer, zwei aufregende Stunden vor einem Cappuccino …

Mit vierzehn hatte er zu Weihnachten ein goldgelbes Fünfgangrad geschenkt bekommen, dessen Leichtheit und Eleganz sofort sein Herz eroberte und das ihm damals als der Inbegriff technischer Perfektion erschien. Wenn er sich an dieses Wunderding schmiegte und in die Pedale trat, meinte er seine Kräfte zu vervielfachen und der Erfüllung von Ikarus' Traum nahe zu sein. Und dabei besaßen seine Streifzüge durch die Ewige Stadt zu jener Zeit, ohne daß er sich dessen bewußt war, Seltenheitswert. Die in den Filmen der fünfziger Jahre noch allgegenwärtigen Fahrräder waren nämlich mittlerweile, je nach Geldbeutel, durch Auto oder Motorroller ersetzt worden.

Zwei Jahre darauf bestand er eine mündliche Prüfung über die allgemeinen Verkehrsregeln und konnte sich, den Motorradführerschein in der Tasche, eine gebrauchte Gilera 90 kaufen, mit deren Hilfe er nun die weitere Umgebung der Stadt kennenlernte. Und wieder ein paar Jahre später griff er die Gelegenheit auf, daß man sich in Italien das Nötigste von einem beliebigen Autofahrer beibringen lassen konnte, um dann zur praktischen Prüfung anzutreten, und erwarb die Berechtigung, Kraftfahrzeuge bis zu einem Gesamtgewicht von 7,5 Tonnen zu lenken. Zwar besaß er keinen Wagen und wünschte auch nicht wirklich, einen solchen zu besitzen, aber man konnte ja nie wissen.

Und in der Tat, nach sieben Jahren auf dem Lande hatten Edo und er sich in München schon bald so sehr nach Wiesen und Feldern gesehnt, daß er seine italienische Fahrerlaubnis bei KVR umschreiben ließ, um mit einem Fiat Panda aus dritter Hand ins Freie fahren zu dürfen.

Mit diesem im Lauf der Zeit liebgewonnenen Fahrzeug waren sie sogar, die Schweizer Alpen überquerend, zu einer ausgedehnten Reise durch Norditalien und Südfrankreich aufgebrochen, ehe er es, kurz vor Ablauf der zweiten TÜV-Plakette, in einem Schneesturm zum nächsten Schrottplatz gebracht hatte, da die Unterseite der Karosserie inzwischen unrettbar durchgerostet war.

Eine Neuanschaffung war in der Folge nie ernsthaft ins Auge gefaßt worden. Wozu auch? Das große Verlangen nach Landluft hatte abgenommen. Und wenn sie jetzt den Drang nach einem Ortwechsel verspürten, fuhren sie einfach zum Bahnhof und stiegen in einen Zug. Noch wetteiferte dieses Verkehrsmittel in Ausstattung und Geschwindigkeit nicht mit den Flugzeugen; noch konnte man in einem Abteil mit Fahrgästen Bekanntschaft machen, sich über lästige Dauerschwätzer ärgern, das Schiebefenster öffnen, um etwas Frühlingsduft hereinzulassen, und in gewissen Wagons nach Herzenslust rauchen. Noch half ein der menschlichen Natur angepaßter Rhythmus auf träumerische Weise beim Übergang von häuslicher Enge und Gewohnheit zu Weite und Abenteuer …

Langsam verließ die von einer kräftigen Lokomotive gezogene Wagenkette den Heimatbahnhof, begegnete einer auf dem Nebengleis gemächlich einfahrenden anderen Wagenkette, und die hinter den vorbeiziehenden Gläsern zum Ausstieg bereiten Menschen weckten kurz einen seltsamen Widerspruch, da sie doch einem Ziel zustrebten, das man soeben in einem Gefühl froher Verantwortungslosigkeit hinter sich gelassen hatte.

Dann folgte eine zusehends weniger dicht besiedelte Peripherie, die, obwohl gar nicht weit von der eigenen Haustür entfernt, bereits völlig unbekannt wirkte. Und endlich kamen von Bodenbeschaffenheit und Pflanzenwuchs geprägte Landschaften, während die Bahn jetzt deutlich an Fahrt gewann.

Nicht im heutigen Sinne jedoch, nicht mit der Absicht, neue Rekorde aufzustellen, um Herrn X oder Frau Y in einer möglichst kleinen Zeitspanne von A nach B zu befördern. Nein, dieses hurtige Vorbeihuschen eines hinter der Schranke wartenden Heuwagens, eines mit Weidengeflecht umzäunten Gemüsegartens oder einer verstreuten Gruppe weidender Kühe, dieses, gleich den Wolken am Himmel, gemächliche Vorüberziehen großflächiger Getreidefelder oder sich dahinschlängelnder Straßen, auf denen Autofahrer bemüht schienen, nicht von der Eisenbahn überholt zu werden, diese Bilder hatten etwas Magisches. Etwas Magisches, das kein Blick auf die Digitalanzeigen eines Großraumwagens mit ihren Angaben über Geschwindigkeit, Uhrzeit und Außentemperatur zu ersetzen vermochte …

Allmählich hatten Edo und er darauf verzichtet, sich mit den immer komplizierteren Angeboten des Schienenverkehrs zu beschäftigen. Ohne deshalb auf den Gedanken zu verfallen, sich erneut ein Privatfahrzeug zuzulegen. Denn der Verlust des öffentlichen Beförderungsmittels war einhergegangen mit einer globalen Uniformierung der Städte, durch welche das Reisen zunehmend den ursprünglichen Reiz einer Entdeckung fremder Welten verloren hatte.

Sein ganzes flüchtiges Erdendasein war begleitet

gewesen von der wiederkehrenden Erfahrung, daß die meisten Menschen nach scheinbar unentbehrlichen Dingen begehrten, die ihm selbst nichts bedeuteten. Da seine moralischen Grundsätze sich aber strenggenommen auf die Überzeugung reduzieren ließen, daß nur gut und wesentlich sein konnte, was er für sich selbst als gut und wesentlich empfand und erkannte, mußte der Fehler bei den anderen liegen, wenngleich diese anderen die erdrückende Mehrheit bildeten.

Von klein auf hatte er instinktiv gewußt, daß es so war. Und sich dennoch oft genug gefragt, wie dem so sein konnte …

Bekanntlich ließ sich die menschliche Ratio ja auf die Offenbarung der Abstraktionsmöglichkeit zurückführen. Erst als der Homo sapiens gelernt hatte, verschiedene mit bestimmten gleichen Eigenschaften versehene Gewächse Bäume und unterschiedlichstes Federvieh Vögel zu nennen, erst von da an konnte er damit beginnen, in der unendlichen Vielfalt einzigartiger Erscheinungen logische Gesetzmäßigkeiten auszumachen. Einmal entstanden, war dieses Denkvermögen langsam gewachsen, hatte sich schließlich verselbständigt und nützliche Lebenshilfen oder abstruse Philosophien hervorgebracht. Sein Ursprung blieb jedoch das Abstrahieren anhand bedeutsamer Gemeinsamkeiten.

Mußte daraus aber nicht folgen, daß die nach immer größeren Flachbildschirmen gierenden Zeitgenossen als Menschen zu bezeichnen waren? Und er selbst womöglich nicht?

Im Alter des geistigen Erwachens hatte ihm seine Andersartigkeit eine Zeitlang Schwierigkeiten bereitet. Denn fast alle, die in seiner Umgebung ihre kindliche Unschuld abstreiften und eine eigene Stellung in der Welt festzulegen suchten, gingen den vermeintlich müheloseren Weg, indem sie sich herrschende Meinungen und Verhaltensregeln aneigneten. Was ihm zuweilen das ungute Gefühl vermittelte, mit einem beschämenden Mangel behaftet zu sein. Ehe er zu der Einsicht gelangt war, daß die gängige Vorgehensweise beim Klassifizieren von Phänomenen sich nicht ohne weiteres auf die Krone der Schöpfung anwenden ließ. Und zwar aus dem einfachen Grund, weil der Mensch noch kein ausgereiftes Lebewesen mit klar kennzeichnenden Merkmalen war.

Sollten etwa die Lynchjustiz übenden Bewohner eines amerikanischen Dorfes, die einem Krieg zujubelnden europäischen Massen oder Otto Normalverbraucher im Einkaufszentrum als Ebenbilder Gottes gelten, nur weil sie 99 Prozent der Bevölkerung ausmachten? Mitnichten. Es mußte ein anderes Kriterium geben zur Bestimmung des Menschseins. Und dieses bestand ganz offensichtlich in dem ästhetischen Empfinden, das selbst der Barbar in sich trug und das beim Künstler zur treibenden Kraft wurde; das einem von wiederkehrenden Hoffnungsschimmern und zerstörerischen Rückschlägen gegeißelten Geschlecht auf dem Weg zu seiner Selbstfindung als Leitstern diente; das den einzigen verläßlichen Kompaß bildete, um in den stürmischen Meereswogen der Geschichte Kurs halten zu können.

Wer sich die Fähigkeit bewahrt, Schönes zu erkennen, wird nie alt, hatte ein Dichter einmal geschrieben. Eine hübsche Weisheit aus vergangenen Zeiten, die aber einer genaueren Analyse nicht standhielt. Denn, was einem jeden bei der Geburt mit auf den Weg gegeben wurde, war doch mehr ein Talent als die Fähigkeit, das Schöne zu erkennen. Letztere wollte erworben sein, mußte sich erst entwickeln und festigen im Umgang mit schönen Menschen und Werken. War sie aber einmal zur Genüge ausgebildet, konnte der Verzicht auf das Wohlgeformte unerträglich werden …

Mit einem Mal spürte Thomas, wie sich alles in ihm zusammenkrampfte, da diese Gedanken zwangsläufig die Erinnerung an seinen Herzensfreund weckten. Wie ein Frierender die Wärme und ein Dürstender das Wasser sucht, ja, als gehe es um Leben und Tod, hatte Edo stets verlangt und dafür gesorgt, daß die Verwirklichung des Guten, der träumerische Genuß von Anmut und Vollendung zumindest im Privaten gegeben sei.

Das galt nicht nur für seine schöpferische Arbeit als Dichter, sondern auch für die Wohnungseinrichtung, bis hin zum kleinsten Detail, und selbst für den Tagesablauf. Sein durch Seelenkämpfe gesteigertes Bedürfnis, einen sicheren Hafen zu besitzen, konnte dazu führen, daß er sich unwillig vom Mittagstisch erhob, um eine in seinem Blickfeld befindliche Vorhangfalte am Fenster des Nebenzimmers zu richten. Und bevor er am frühen Morgen das Manuskript aufschlug, um den Faden seiner göttlichen Prosa wiederaufzunehmen und weiterzuspinnen, war er oft, mehr als ihm selbst lieb sein mochte, damit beschäftigt, um sich herum die Voraussetzungen dafür zu schaffen. Wenngleich ihm das dank eines untrüglichen guten Geschmacks nicht schwer fallen und gewissermaßen auch ein Genuß sein mußte.

Zuweilen verbrachte er Stunden damit, den über einen längeren Zeitraum auf den Regalen angesammelten Büchern eine ansprechende Ordnung zu geben. Und im Grunde war sein Augenmerk den ganzen Tag über darauf gerichtet, die häusliche Zuflucht den ästhetischen Ansprüchen anzupassen.

Wurde sein innerer Frieden aber durch unruhige, geistlose Nachbarn oder unerklärlichen, anhaltenden Außenlärm gestört, konnte das bei ihm wahre Panikattacken auslösen. Herausgerissen aus dem mit Bedacht zurechtgelegten Tagesrhythmus, sah sich Edo plötzlich der drohenden Gefahr ausgesetzt, alles zu verlieren und völlig ungeschützt und hilflos der Welt ausgeliefert zu sein.

Dann klagte er verbittert darüber, daß sie nicht über die nötigen Mittel verfügten, um sich einer solchen Willkür zu entziehen. Und ein unglücklich formulierter Widerspruch konnte ihn dazu verleiten, das Kind mit dem Bade auszuschütten und sein geliebtes Nest als ein elendes Loch zu bezeichnen, in dem sie ohne die geringste Hoffnung, ihm jemals zu entkommen, dahinvegetierten, nicht existent für eine Menschheit, die zwar ein verachtenswertes Dasein führte, sich aber immerhin Dinge leisten konnte, welche ihnen, obwohl sie auf ganz anderes ein Recht gehabt hätten, verwehrt blieben.

In solchen finsteren Augenblicken erschienen ihm seine Bücher, die ohnehin nie jemand lesen würde, nur sinnlose Mühe und sein sorgsam gehegtes Heim armseliges Stückwerk …

Für gewöhnlich aber, wie hätte es anders sein können, ging er in seiner liebevoll gestalteten Umgebung auf, als sei er selbst ein Teil davon. Und wenn Thomas nachmittags ungesehen beobachtete, wie er, auf dem mit moosgrünem Samt bezogenen Sofa ausgestreckt, bezaubert die Schattenspiele an den Wänden verfolgte oder mit geschlossenen Augen glückselig den fernen Straßengeräuschen lauschte, vereinzelten Stimmen, hin und wieder über das Straßenpflaster scheuernden Reifen und Vogelgezwitscher, das sich mit dem Rascheln eines vom leichten Wind bewegten Baumlaubs mischte – wenn er dieses Gesicht und diese Körperhaltung sah, in denen kindliche Unschuld und lebensweise Grazie zu einer selbstgenügsamen Vollkommenheit verschmolzen, wünschte er, der Anblick möge ewig dauern.

Ein letztes Aufflackern des Dochts und die darauffolgende Dunkelheit brachten Thomas zurück in die

Welt seines jetzigen Alltags. Und während er sich langsam aufrichtete, tauchte draußen im fahlen Neonlicht, wenige Schritte von dem mit einem gußeisernen Jugendstilrahmen versehenen Ladenfenster entfernt, die kubische Aufzugskabine aus Stahl und Glas auf. Eine Weile starrte er diese an, als könnte sein durchdringender Blick sie in Luft auflösen. Dann suchte er sich zu entsinnen, womit er sich zuletzt beschäftigt hatte, und allmählich begann die bildliche Wahrnehmung zu schwinden. Es galt die Einkaufsliste zu vervollständigen. Bald würden die ersten Gäste eintreffen.

Unwillkürlich holte Thomas die Kerze vom Nebentisch, zündete sie an, drehte sich eine neue Zigarette und überlegte kurz, was er mittags als Hauptgericht anbieten konnte. Da ihm nichts einfallen wollte, beschloß er, in der Rezeptsammlung unter dem Stichwort *Ohne viel Aufwand* nachzuschlagen. Bereits nach dem zweiten Lungenzug drängte es ihn allerdings, die eben unterbrochenen Gedankengänge fortzusetzen …

Hätte es nicht der Anspruch eines jeden denkenden Wesens sein sollen, die Wirklichkeit mittels der Sprache klar und begreiflich darzustellen und in ihr Möglichkeiten auszumachen, das Glück auf Erden zu mehren?

Die raren Weisen im Lauf der Geschichte hatten ein solches Unterfangen indes stets als derart zwecklos betrachtet, daß sie einst das Märchen vom Paradies nach dem Tod erfanden, um die Menschen über das irdische Jammertal hinwegzutrösten, und in der vom wissenschaftlichen Geist dominierten Moderne zu dem Ergebnis kamen, die „instinktive Bestialität" des Menschen ließe sich zwar durch die Kultur mühsam im Schach halten, werde jedoch bei jeder sich bietenden Gelegenheit erneut mit voller Wucht hervorbrechen.

Warum aber hatten Künstler immer wieder den Traum vom Ebenbild Gottes geträumt, wenn es ein solches gar nicht geben konnte? Wenn das Bewußtsein vom Guten und Schönen bestenfalls einen moralischen Kodex darstellte, der dem Menschen dabei helfen sollte, über den eigenen Schatten zu springen?

Die breite autoritätshungrige Masse, der alles selbstständige Denken naturgemäß verdächtig erschien, hielt sich seit jeher an der Verherrlichung von Idolen schadlos. In vorgeschichtlichen Zeiten hatte Aaron ihr deshalb das goldene Kalb gegeben, als sich Moses Rückkehr vom Berg Sinai verzögerte. Und in der Gegenwart halfen die Medien sogenannte Hypes zu schaffen, welche die Aufmerksamkeit der gesamten Bevölkerung zu fesseln und diese über die Leere der eigenen Existenz hinwegzutäuschen vermochten …

Erst kürzlich hatte sich ein von tiefgreifenden Entwicklungsstörungen gezeichnetes Kind das Modethema Klimawandel zueigen gemacht und es schnell zum Weltstar gebracht. In einer Luxusjacht war das pausbackige Mädchen mit dem mißtrauischen und etwas hinterhältigen Blick über den Ozean gesegelt, hatte an wichtigen Kongressen teilgenommen und Regierungschefs führender Industrienationen getroffen. Und es gab bald keine Nachrichtensendung, keine

Tageszeitung und kein Internetportal mehr, in denen diese Nobelpreisanwärterin nicht erwähnt wurde oder im Mittelpunkt von Berichterstattungen und Diskussionen stand. Alles sprach nur noch von Treibhausgasen, wenngleich die meisten nicht recht wußten, was damit genau gemeint war – und in Wirklichkeit auch gar kein Interesse an der ganzen Sache hatten.

Die logische Folge war nichtsdestotrotz, daß die Beliebtheitswerte umweltgerechter Politiker kurzzeitig in die Höhe schnellten und sogar von der Wahrscheinlichkeit einer künftigen grünen Bundeskanzlerschaft gefaselt wurde.

Bis dieser Hype durch einen anderen ungleich größeren abgelöst worden war: der Begeisterung für einen geheimnisvollen Virus, der gefährlicher sein sollte als alle bisher dagewesenen, wenngleich keiner mit Sicherheit zu sagen wußte, worin seine außerordentliche Besonderheit denn bestand. Wie zahlreiche Influenzaviren war er offenbar hochansteckend, konnte sich weltweit ausbreiten, zu einer akuten Erkrankung der Atemwege führen und im schlimmsten Fall lebensbedrohlich sein. Wobei die vom neuartigen Infekt zuweilen bei immungeschwächten Personen verursachte Lungenentzündung vermutlich schwieriger verlief, als eine durch frühere Grippeerreger hervorgerufene. Aber selbst in diesem Punkt waren sich die Experten nicht ganz einig.

Für Milliarden Internetnutzer war das Thema jedenfalls ein gefundenes Fressen und, wie vorherzusehen, herrschte prompt ein babylonisches Stimmengewirr.

Deutschlands vergleichsweise vernünftige Machthaber reagierten zunächst besonnen. Es hieß, man wolle das Umsichgreifen des Virus, der über kurz oder lang ohnehin sechzig bis siebzig Prozent der Bevölkerung befallen würde, verlangsamen, um die Krankenhäuser nicht zu überlasten – wie das zwei Jahre zuvor bei einer extremen Grippewelle geschehen war.

Schon bald hatte das katastrophale Gesundheitssystem in einzelnen Regionen eines Nachbarlands aber zu einer ebensolchen, unter den gegebenen Umständen maßlosen Überlastung geführt. Und diese war von den Medien sofort auf spektakuläre Weise ausgeschlachtet worden. Starben vorher Tausende schwache und alte Menschen an Herz- oder Lungenversagen, ohne daß ihr Tod außerhalb des privaten Bekanntenkreises Beachtung fand, wurden sie jetzt zu Helden eines obszönen Schauspiels erhoben. Fernsehteams aus aller Welt rissen sich um Stationsärzte, Pflegepersonal und Verwandte dieser *Opfer eines unsichtbaren Feindes* auf der Suche nach aufregenden Geschichten für ihre Nachrichtenspots. Und wo es irgend ging, wurden Liveaufnahmen der um ihr Leben Kämpfenden gemacht.

Als die Regierung des Nachbarlandes beschloß, dem eigenen Versagen bei der Krankenbetreuung mit einer radikalen Stillegung des öffentlichen Lebens zu begegnen, erreichte die allgemeine Erregung ihren Höhepunkt. Keiner hätte es sich in seinen kühnsten Phantasien je vorzustellen gewagt, daß man die Wirtschaftsmaschine, diese heilige Kuh unserer Epoche, von einem Tag zum anderen einfach abstellen könnte. Da die absurd anmutende Umwertung fundamentaler Werte, etwa die Verwandlung von Arbeitspflicht in Arbeitsverbot, aber nicht mit dem Verzicht auf Essen und Trinken verbunden war, wurde sie anstandslos hingenommen, zusammen mit Vorschriften wie *eine unterschriebene Absichtserklärung mit sich zu führen und eine Gesichtsmaske zu tragen, wenn man die eigenen vier Wände verließ.* Die wahlberechtigten Bürger wären noch zu ganz anderen Dingen bereit gewesen, hätte man sie nur von ihnen verlangt.

Ein Paradox, das dieses vermeintlich notwendige diktatorische Vorgehen zeitigte, war die über Nacht gestiegene Popularität vorher in Mißkredit geratener Politiker. Und solcher Erfolg ermutigte viele andere Landesfürsten in Europa und rund um den Globus dazu, ihrem Beispiel zu folgen und der nationalen Bevölkerung ein ähnliches Abenteuer zu bieten.

Andererseits waren die Leute durch Bilder von aus den Kliniken geschafften Sägern und Interviews mit erschöpften Krankenschwestern, durch Vorträge von Spezialisten, die Millionen Tote prophezeiten, und hie und da gestreute Schreckensmeldungen von Medizinern, die aufgrund fehlender Atmungsgeräte über Leben und Tod zu entscheiden hatten, bereits derart aufgeheizt, daß die Mehrheit nur darauf zu warten schien, endlich an dem perversen Treiben teilhaben zu dürfen. Das bekannte Wort des römischen Dichters „Brot und Spiele“ erwies sich bei dieser Gelegenheit einmal mehr als ebenso gültig wie vor zweitausend Jahren …

Um das Gesicht zu wahren, hatten die Verantwortlichen hierzulande anfangs den Anschein zu erwecken versucht, sich auch weiterhin einzig und allein von sachlichen Erwägungen leiten zu lassen. Doch schon bald waren die staatlichen Maßnahmen völlig aus dem Ruder gelaufen. Tagtäglich übertrafen sich regionale Volksvertreter im Ersinnen neuer, immer strengerer Verbote. Namhafte Virologen standen ihnen zur Seite, indem sie furchtbare Szenarien entwarfen, denen keiner entgehen würde, der sich nicht an die vorgeschriebenen Regeln hielt. Und um die moralische Integrität all dieser Wichtigtuer zu unterstreichen, wurde das groteske Motto ausgegeben: „Jeder Tote ist einer zuviel!“ Woraus man schließen konnte, daß inzwischen nur mehr Tote mit jenem gefeierten Virus im Blut als solche zu betrachten seien.

Tage vergingen, Wochen, ohne daß die apokalyptischen Vorhersagen eintreffen wollten. Und die ersten Regierungsmitglieder begannen unruhig zu werden – obgleich sie, wie zu erwarten, ihre zur Untätigkeit verdammten Gegner aus der Opposition auf der Skala der Beliebtheitswerte bereits weit hinter sich gelassen hatten. Die für ihr Amt unerläßliche Menschenkenntnis sagte ihnen aber, daß der gebetsmühlenartig wiederholte Hinweis auf die *italienischen Verhältnisse* als Drohmittel auf die Dauer nicht ausreichen konnte. Und so wurde dieser durch allerlei Zahlenspielereien ergänzt und schließlich vollends ersetzt. Zahlenspielereien, die sich beliebig erweitern ließen und nun die Mathematiker auf den Plan riefen.

Es wurden die Quadratmeter berechnet, die ein jeder in einem Laden brauchte, um sich nicht zu infizieren. Ein regelmäßig aktualisierter R-Faktor, der als Schätzwert anzusehen war, sollte dabei helfen, das Ausmaß des lauernden Risikos besser zu bestimmen. Und ständig wurden nach irgendwelchen neuen Kriterien Hochrechnungen erstellt.

Wer es wollte, erfuhr schon beim Frühstück, wie viele Neuinfizierte und Tote man seit dem letzten Mal gezählt hatte. Und die Tatsache, daß die allermeisten Ansteckungen harmlos verliefen und gar nicht registriert wurden, tat der morgendlichen Gewißheit keinen Abbruch. Auch das von einigen ins Feld geführte Argument, ein guter Teil der Verstorben sei nicht infolge des beim Test gefundenen Virus, sondern wegen anderer Leiden aus dem Leben geschieden, stieß gewöhnlich auf taube Ohren. Die Mehrheit bevorzugt eben eindeutige Aussagen, ohne Wenn und Aber. Und außerdem: War die Inkongruenz verschiedener Behauptungen, Bewertungen und Beweisführungen nicht das Körnchen Salz, welches die ganze Angelegenheit erst interessant machte? Selbst aus der höheren Literatur sind Texte bekannt, die sich gerade aufgrund ihrer Nebulosität oder völligen Unverständlichkeit großer Beliebtheit erfreuen.

Hatten Käufer den Supermarkt zu Beginn der düsteren Orgie noch uneingeschränkt betreten dürfen, sollten sie irgendwann bei ihrem Wandeln durch die engen Gänge zwischen den Regalen eineinhalb Meter Abstand zueinander halten. Und nachdem alle, trotz solcher Vorsichtsmaßnahmen, reichlich Gelegenheit gehabt hatten, sich gegenseitig anzustecken, wurde plötzlich nach chinesischem Vorbild die Maskenpflicht eingeführt.

Die Medien waren jetzt vornehmlich damit beschäftigt, ihre Leser, Zuhörer und Zuschauer darüber aufzuklären, was wann, wie und wo erlaubt sei. Wenn sie nicht von einem Wirtschaftszusammenbruch wie Ende der Zwanzigerjahre schwadronierten oder mit sachlicher Unerbittlichkeit klarstellten, solange es keinen Impfstoff gebe, und das werde noch sehr lange der Fall sein, könne niemand auf eine baldige Besserung hoffen. Um jeden Widerstand gleich im Keim zu ersticken, kündeten derweil zertifizierte Hellseher eine zweite noch viel schrecklichere Infektions- und Sterbewelle an – obwohl es eine erste gar nicht gegeben hatte. Während literarisch begabte Journalisten wortreich und blumig davon erzählten, wie eine Seuche unsere Welt verändert hatte. Natürlich auch im positiven Sinne …

Dieser Humbug, dieses schamlose An-der-Nase-Herumführen wäre dank der ununterbrochenen Gehirnwäsche kaum weiter aufgefallen, hätte es in der *Weltgemeinschaft* nicht das übliche schwarze Schaf gegeben. Ein Land, das sich weigerte, unverhältnismäßige Maßnahmen zu ergreifen, die den Menschen mehr Schaden zufügten, als Nutzen brachten.

Im ersten Weltkrieg war der Pazifist Bertrand

Russel nur knapp der Lynchjustiz durch einen von Falschmeldungen aufgebrachten Mob entgangen. Stefan Zweig hatte zur selben Zeit als Bibliothekar im Wiener Kriegsarchiv Zuflucht gefunden, wo es ihm zumindest erspart blieb, sein Bajonett in den Bauch russischer Bauern bohren zu müssen.

Selbstverständlich hatte die Gesellschaft seither einen gewaltigen Wandel durchgemacht. Und doch waren alte Verhaltensmuster, die jetzt wieder zutage traten, unverkennbar. Regimetreue Berichterstatter knüpften sich sofort den aus der Reihe Scherenden vor, klagten ihn der Verantwortungslosigkeit an und sagten ihm ein bitteres Ende voraus. Auf allen Kanälen wurde ihm mit einem unmittelbar bevorstehenden Massensterben gedroht. Und ein besonders dreister Dummkopf brachte die Stimmungsmache mit der Frage „Schweden gegen die ganze Welt?" auf den Punkt.

Nun, es folgte keine Mobilmachung. Das öffentliche Klima ähnelte aber auf eine bedenkliche Weise dem jenes weit zurückliegenden Kriegsausbruchs. Und die Hetze wurde gegen jede Evidenz wochenlang mit Hilfe von Halbwahrheiten und Falschnachrichten fortgesetzt. Obgleich die wohltuenden Bilder von maskenfreien Restaurants und entspannten Flanierern in Stockholm doch eigentlich ein dankbares Umdenken hätten einleiten sollen. Die Leute schienen wie 1914 den Verstand verloren zu haben.

Als Industrievertreter dann endlich ein Machtwort gesprochen und die Politiker von einem Tag zum anderen mit ihren Rückzugsgefechten begonnen hatten, versuchten Neunmalkluge alles unter einen Hut zu bringen, indem sie jetzt auf einmal erklärten, beide Wege zur Bewältigung der Krise hätten ihre Vor- und Nachteile, und erst die Zukunft werde zeigen, welcher der bessere gewesen sei.

War es der durch den Hype hervorgerufene Rauschzustand, der sie so reden ließ? Oder brachten sie es nicht über sich, den himmelschreienden Unsinn, den sie bis dahin mitgemacht hatten, einfach zuzugeben? Wahrscheinlich trug beides dazu bei, daß solche und ähnliche Aussagen noch lange im Umlauf blieben.

Wie dem auch sein mochte, nach den zahllosen grauenvollen Hiobsbotschaften verlief die Rückkehr zum gewohnten Alltag erstaunlich problemlos. Die Wirtschaft nahm rasch wieder Fahrt auf, ja der kleine Aderlaß schien ihr sogar gutgetan zu haben. Und um diejenigen, die bei dem gesetzlich verordneten Maskenball Haus und Vermögen verloren und am Ende ihr letztes Geld für aussichtslose Schadensersatzklagen ausgegeben hatten, kümmerte sich bald keiner mehr.

Zwei symbolträchtige Äußerungen zu der kurz zuvor durchlebten Massenpsychose hatten sich Thomas besonders ins Gedächtnis geprägt. Die erste stammte von einem sympathischen Gast, der nach Aufhebung aller Verbote eines Tages belustigt feststellte, unter seinen Bekannten habe es in den dramatischen Monaten seltsamerweise keinen einzigen gegeben, der am Virus erkrankt, geschweige denn gestorben sei. Die zweite von einem Regierungsbeamten, der auf die Kritik an der radikalen Lähmung des Gesundheitssystems, welche eine kleine Minderheit schützen sollte und für die große Mehrheit eine Gefahr darstellte, nichts Besseres zu erwidern wußte, als daß alle anderen Länder doch genauso gehandelt hätten …

Die Grünen aber, nach dem vorhergehenden Hype für manche dazu prädestiniert, den künftigen Kanzler zu stellen, waren den Launen einer undankbaren Wählerschaft zum Opfer gefallen und mußten sich mit einem empfindlichen Umfrageabsturz abfinden.

Thomas selbst hatte die mehrmonatige Schließung des Lokals nicht sonderlich getroffen. Im Gegenteil. Die fehlenden Einnahmen waren durch Ersparnisse und staatliche Hilfsprogramme soweit als nötig ausgeglichen worden, und den sich unerwartet ergebenen Müßiggang hatte er genutzt, um eine Vielzahl interessanter Bücher wieder zu lesen.

Wäre nicht der deprimierende Anblick gewesen, den die ziemlich leeren Straßen zu jener Zeit boten. Eine höhere Macht schien dem hektischen Treiben Unzähliger, die gewöhnlich im grauen Allerlei irgendwie aufzufallen suchten, eine unwirklich anmutende Zwangsjacke angelegt zu haben. Und abgesehen von den wenigen, die sich nun endlich als Tugendwächter aufspielen konnten, drückten die unbedeckten Augen bei fast allen, die zur Lebensmittelbeschaffung unterwegs waren, eine abgrundtiefe Trostlosigkeit aus. Es war, als habe der zuerst willkommen geheißene Hype sich verselbständigt, sie in die Mangel genommen und aller persönlichen Verkleidungsmöglichkeiten beraubt. Nackt und ungeschützt stellten sie ihre existentiellen Ängste zur Schau, wirkten durch das eintönige Auftreten teilweise weniger häßlich und aggressiv als sonst, in ihrer menschlichen Unzulänglichkeit aber ungemein bedrückend.

Konnte man diese Menschen mit denen vergleichen, die im Sommer 1914 dem Soldatenabenteuer zugejubelt hatten? Damals wie heute war auf eine anfängliche Begeisterung rasch Niedergeschlagenheit und schließlich Auflehnung gefolgt. Und doch gab es wesentliche Unterschiede.

Russell hatte seine Entrüstung über die Absurdität des Krieges in einem Zeitungsartikel mit den Worten deutlich gemacht: „Vor einem Monat war Europa ein friedlicher Verband von Nationen. Wenn ein Engländer einen Deutschen tötete, wurde er gehängt. Wenn ein Engländer jetzt einen Deutschen tötet, ist er hingegen ein Patriot."

Auch sein Bruder im Geiste Stefan Zweig war über den plötzlichen europaweiten Haßausbruch entsetzt gewesen. Nachdem Österreich die Ermordung des ungeliebten Thronfolgers in Sarajevo recht gleichgültig hingenommen hatte, war das Leben doch zunächst unverändert weitergegangen, und nichts deutete darauf hin, daß ein durch hysterische Feindbilder und wirklichkeitsfremde Vaterlandsliebe befördertes gegenseitiges Abschlachten bevorstand.

Gewiß, hinter den Kulissen liefen seit längerem Vorbereitungen, um die militärischen Auseinandersetzungen eines Tages unvermeidlich erscheinen zu lassen. Vorbereitungen, von denen die in ihren Welten der reinen Wissenschaft und der schönen Künste lebenden Intellektuellen wahrscheinlich wenig mitbekommen hatten. Die dann alle Gesellschaftsschichten und Berufsstände erfassende Euphorie konnte aber nicht nur durch diplomatische Intrigen, geheime Verträge und politische Propaganda ausgelöst worden sein.

Eine tiefverwurzelte Untertanenmentalität und ein dank industrieller Massenproduktion sprunghaft angewachsenes Bedürfnis, moralische und soziale Ketten zu sprengen, mußten zusammengewirkt haben, um eine solch allgemeine Bereitschaft zum gemeinsamen Marschieren zu erzeugen. Und in der Tat war ja in kürzester Zeit immerhin das seit Jahrtausenden gültige *Von Gottes Gnaden* über Bord geworfen und der Weg freigemacht worden zu einer gleichförmigeren Menschheit.

Nur ganz wenige von bürgerlichen Idealen beseelte Einzelgänger hatten sich dem fatalen Sog entziehen können. Ohne dadurch den geringsten Einfluß auf das mörderische Geschehen zu nehmen. Denn erst als das blinde Wüten die letzten Reserven an Material und Kräften aufgebraucht hatte, war man wieder zur Tagesordnung übergegangen – die erlebten Greuel leichtfertig beiseite schiebend und vergessend, als ob nichts geschehen sei …

War das aber nicht schon immer so? In allen Epochen hatten die Mächtigen sich mit in aristokratischer Abgeschiedenheit und privilegiertem Müßiggang geborenen und gehegten Idealen geschmückt, soweit es ihnen zuträglich war. Kaum kamen jedoch materielle Interessen ins Spiel, die ein brutales Handeln verlangten, waren sie sogleich bereit gewesen, sich des überflüssigen Tands zu entledigen. Und die solche Ideale schaffenden Einzelgänger wußten dem jedes Mal nichts entgegenzusetzen. Eben weil ihre in aristokratischer Abgeschiedenheit und privilegiertem Müßiggang geborenen und gehegten Worte, Bilder und Klänge, bei aller bewundernswerten Herrlichkeit, wenig mit der Realität zu tun hatten. Weil Künstler und Denker sich ein Bild vom Menschen machten, wie er sein könnte und sollte, und darüber leicht vergaßen, wie ihre Mitmenschen tatsächlich aussahen …

Was unterschied die Großväter und Urgroßväter also von den heutigen Zeitgenossen? Auf den ersten Blick nicht viel. Und doch etwas Wesentliches, da jeder von den zahllosen Bauern, Fabrikarbeitern, Bürgern und Adeligen, die einst in den Krieg gezogen waren, eine eigene Geschichte und einen eigenen Charakter hatte, die sich oft ausdrucksvoll in den Gesichtszügen widerspiegelten. Neben einer althergebrachten Gehorsamkeit und einem Patriotismus genannten Herdeninstinkt, trieben meist unbewußte, aber sehr persönliche Motive den einzelnen dazu, sich am Kampf zu beteiligen, mochten der Heeresdienst und das Sterben in den Schützengräben dann auch kaum individuelle Züge aufweisen.

Der identitätslose Mensch von heute hatte keine ausgeprägte eigene Geschichte. Er war das Produkt fertiger Produkte, die seinen Geist von Geburt an beschäftigten. Und während die Vorfahren ihre Biographie nach dem Krieg, unter stark veränderten Verhältnissen, konsequent fortgesetzt hatten, eilte er in rascher Folge von einem sinnlosen Hype zum nächsten, eben weil er keine eigene Geschichte besaß.

Dieses amorphe Wesen kannte keine starken, ehrlichen Gefühle. Seine Entscheidungen entsprachen der banalen Wahl zwischen vorgegebenen Daseinsformen. Eine Stadt oder eine andere, eine Wohnung oder eine andere, ein Beruf oder ein anderer, ein Fahrrad oder ein anderes, es war im Grunde einerlei. Es lief doch alles darauf hinaus, sich etwas aus einer begrenzten Anzahl von Angeboten auszusuchen. Persönliche Ansprüche waren nicht wirklich vorgesehen und kamen auch schwerlich auf, da mittlerweile fast jeder die industrielle Produktionsweise und die damit verbundene Selbstentfremdung verinnerlicht hatte.

Wäre ein solcher Mensch, dessen höchste emotionale Erlebnisse in Hypes bestanden, aber fähig gewesen, dem Aufruf zu einem Krieg Folge zu leisten? Warum nicht, wenn die Begründungen für dessen Notwendigkeit den moralischen Grundmustern entsprochen hätten, nach denen er gestrickt war. Und im übrigen, verriet die Faszinationskraft von Computerspielen, die durchwegs nach dem gleichen Prinzip funktionierten, nicht ein großes Verlangen nach Frust-

bewältigung durch Zerstörung und Vernichtung?
Und dennoch schien dieses identitätslose Wesen zu schwach und eigensinnig für ein derartiges Unternehmen zu sein. Allenfalls ein wilder, chaotischer Bürgerkrieg war vorstellbar, der notgedrungen mit einer Ordnung schaffenden Tyrannei enden würde …

Umgeben von der tiefen Stille und Finsternis der Nacht, empfand Thomas eine Einsamkeit, wie er sie bis dahin nicht gekannt hatte. Und mit einem Mal wurde ihm bewußt, daß sein jahrelanges Ringen mit dem Wort, um diesem die Wahrheit und das Schöne zu entlocken, jenes Gute, das den Sklaven zum Menschen zu erheben und auf Erden Freude und Frieden zu schaffen vermag – daß alle diese Mühen umsonst gewesen waren.

Nie hatte er daran gedacht, die Welt zu verändern, sondern stets nur seinen Beitrag geben wollen. Wie andere den ihren gaben. Politiker zum Beispiel, Waffenhersteller oder Drogenhändler. Denn er hatte gemeint, daß ihm, wie ihnen, ein Platz in der Gesellschaft, eine Daseinsberechtigung zustünde. Mit seinen Texten glaubte er seelenverwandte Leser ansprechen, gegebenenfalls mit diesen in Austausch kommen und etwas bewegen zu können.

Und dabei hatte er schon sehr früh feststellen müssen, daß die ewigen Werte der Kultur nur mehr von einer zum Aussterben bestimmten kleinen Minderheit anerkannt wurden. Im Lauf rasch verflogener

Jahre waren diese Werte dann definitiv den unbarmherzigen Mühlen einer ausufernden Massendiskussion zum Opfer gefallen, welche durch die digitale Technik einen entscheidenden Impuls erhalten und die einstigen Werke schöpferischer Kraft in graues Mehl verwandelt hatten.

In demselben Maße, wie die Möglichkeiten, sich an dem öffentlichen Disput zu beteiligen, anwuchsen, nahm andererseits die Neugier auf wahrhaft Neues ab. Die große Mehrheit hätte ohnehin nichts damit anzufangen gewußt, weil sie minderwertige geistige Nahrung gewohnt war und längst jegliche Achtung vor den Jahrhunderte und Jahrtausende alten Überlieferungen verloren hatte. Während eine kleine Minderheit glaubte, der großen Mehrheit demokratischerweise ihr Tribut zollen zu müssen, indem sie zwar hinter vorgehaltener Hand über die Belanglosigkeit sogenannter Gegenwartsliteratur lästerte, ansonsten jedoch bereitwillig ihre Wertschätzung für den einen oder anderen Bestsellerautor kundtat …

Den schädlichsten Einfluß übten in dieser schwierigen Epoche, da die Errungenschaften des menschlichen Geistes in einem Meer von Geistesarmut zu verwässern und verschwinden drohten, aber zweifellos die machthabenden Meinungsmacher aus – welche, weit davon entfernt, dem gemeinen Leser einen Weg zur Schönen Literatur zu weisen, darin wetteiferten, ihn in seiner Geschmacklosigkeit noch zu übertreffen. In der irrsinnigen Absicht, eine immer breitere Masse anzusprechen und zu gewinnen.

Ungeachtet der allenthalben fortschreitenden Globalisierung und Gleichschaltung, gab es nämlich nach wie vor Herren und Knechte, solche, die kommandierten, und solche, die Befehle ausführten. Und die Tatsache, daß erstere sich nicht mehr auf eine göttliche Vorliebe für die eigene Person berufen durften, tat ihrer Machtfülle keinen Abbruch. Der Unterschied zu den alten Zeiten bestand im wesentlichen darin, daß sie nicht mehr völlig willkürlich handeln konnten und der Kauflaune ihrer Kundschaft Rechnung zu tragen hatten. Die Sprachrohre dieser Herren aber waren die Journalisten, die den Normalsterblichen darüber aufklärten, was in der Welt geschah und was gut und richtig war. Und eine besondere Gattung innerhalb dieser Berufskategorie bildeten die Kritiker.

Schon zweihundert Jahre zuvor hatte ein Dichter über solche Zeitungsschreiber geschimpft, die, unfähig das Geringste aus eigener Kraft hervorzubringen, sich anmaßten, eine künstlerische Schöpfung, so klein sie auch sein mochte, zu beurteilen. Wobei der öffentliche Einfluß derartiger Experten damals natürlich noch vergleichsweise unbedeutend war.

Inzwischen hatte sich diese Spezies zu einem festen Bestandteil der Verlagsproduktion gemausert. Ausgebildete Lektoren bestimmten unter strenger Berücksichtigung des Marktes, welche Titel gedruckt wurden, und ihr verlängerter Arm, die Kritiker, hatte nach bestem Wissen und Gewissen dafür zu sorgen, daß diese auch verkauft wurden. Was bei dem allgemeinen Mangel an gutem Geschmack und der Vielzahl konkurrierender Titel gar nicht so einfach war. Es galt momentane Launen der Leserschaft zu erahnen, bestenfalls einen Hype zu kreieren und dafür alle zur Verfügung stehenden Medien einzusetzen.

Unabhängig von Erfolg oder Mißerfolg, blieb aber in jedem Fall die nicht zu unterschätzende Genugtuung, daß einem in nationalen Tageszeitungen oder einschlägigen Fernsehsendungen besprochenen Buch, eine Aufmerksamkeit zuteil wurde, die dem nicht beachteten vorenthalten war; daß letzteres, selbst wenn es im Handel auslag, so gut wie nicht existierte, während das andere bereitwillig bestellt wurde, wenn es gerade nicht vorrätig war. Mochte es auch der Kulturchef sein, der über die zu besprechenden Titel entschied, ein gewisses Machtgefühl gegenüber den Autoren konnte einem keiner nehmen. Und letzteres half dabei, eine eventuell vorhandene latente Selbstverachtung zu überwinden.

Die totale Laxheit im Bestimmen literarischer Güte hatte im übrigen dazu geführt, daß Schriftsteller mittlerweile unbesorgt ins Fach des Kritikers wechselten, während diese irgendwann alle ihre Skrupel abgeschüttelt und selbst zu produzieren begonnen hatten. Nach dem Motto, was die da können, das kann ich auch …

Es war also kein Zufall, daß der jahrzehntelange Einsatz, um in erster Linie Edos Prosa die gebührende Anerkennung zu verschaffen, nicht den gewünschten Durchbruch gebracht hatte. Einem leidenschaftslosen Beobachter wäre ihr mit großem Einfallsreichtum vorangetriebenes Unterfangen ohnehin von Anfang an unrealistisch und pathetisch erschienen. Denn was hatten sie nach den Gesetzen der elementaren Logik anderes zu erwarten als hin und wieder eine private Bestätigung oder einen begrenzten öffentlichen Beifall für die Sprachkunst, bei vielsagender Gleichgültigkeit, wenn nicht unverhohlener Abneigung gegenüber dem Inhalt? In keinem Fall jedoch eine Beglaubigung durch die ausschlaggebenden Meinungsmacher, denen ihre Weltanschauung wie ihr Stil ein Dorn im Auge, ja ein inakzeptables Sakrileg sein mußten.

Warum hatten sie dann trotzdem bis zuletzt darauf beharrt, die Macht dieser Volksverdummer zu brechen? Zum einen natürlich, weil ihnen keine andere Wahl blieb. Ihr Selbstgefühl bedurfte zumindest der sich immer wieder erneuernden Hoffnung, daß es einmal doch glücken würde. Zum anderen aber wollte es ihnen nicht eingehen, daß die Liebe für ein ehrfurchtgebietendes Kunsterbe und die sich daraus ergebende Geisteshaltung vollends verlorengegangen seien. Und da das Geheimnis in ihrem Weltbild eine große Rolle spielte, mochten sie überdies nicht ausschließen, daß eben diese Liebe, entgegen aller vermeintlichen Evidenz, eines Tages irgendwo überraschenderweise wieder aufkeimen würde.

Gehörten solche Wunschvorstellungen aber nicht unweigerlich ins Reich der Träume? War den Menschen nicht zwangsläufig jeder Schönheitssinn abhanden gekommen, seit sie sich der Maschine unterworfen hatten? Und bestimmten Automaten heute nicht vermehrt alles Handeln bis hin in die private

Sphäre? Selbst Entscheidungsträgern ökologischer Parteien fiel inzwischen nichts Anderes mehr ein, als ständig von der wirtschaftspolitischen Notwendigkeit und den segenbringenden Folgen einer digitalen Lebensgestaltung zu schwätzen.

Als ob Leben und Automatisierung irgend etwas gemein haben konnten …

Derartiger Gedanken waren Gift für die Seele, und Thomas merkte, wie eine bleierne Schwere, eine unendliche Müdigkeit Kopf und Glieder erfaßte, bis er sich nur mehr nach ewigem Schlaf sehnte. Warum noch einen einzigen Handgriff tun, wenn die Kluft zwischen den eigenen Ansprüchen und einer täglich fremderen Menschheit unüberbrückbar geworden war? Lange genug hatte jugendlicher Übermut die Illusion genährt, auch gegen den Strom schwimmend ans Ziel gelangen zu können, während mittlerweile Schwäche und Ernüchterung dazu zwangen, sich an jedem sich bietenden Uferstrauch festzuklammern, um nicht von der Flut mitgerissen und verschluckt zu werden.

Die ganze einstige Lebensfülle und Siegesgewißheit kam ihm auf einmal lächerlich und in Anbetracht der wenigen Jahre, die ihm auf Erden gegeben waren, absurd vor. Ebenso wie die Aufregungen und Mühen vergangener Künstler, deren überlieferte Existenzen er früher mit einer Hingabe nachzuvollziehen vermochte, als ob sie ein Teil seiner eigenen gewesen wären. Lächerlich und absurd muteten ihm ihre Eitelkeit und ihr Stolz an. Wie jeder andere waren sie aus dem

Nichts gekommen, um bald wieder im Nichts zu verschwinden. Und nur in seltenen Fällen erinnerte noch ein gelungenes Gedicht, eine schöne Melodie oder eine reizende Marmorstatue an einen Namen, ohne deshalb den geringsten Einfluß auf das Weltgeschehen zu haben. Von den meisten waren lediglich ein paar Knochen geblieben, die irgendwo darauf warteten, unwiederbringlich im gestaltlosen Erdreich aufzugehen.

Wozu diese lebenslange Verblendung, dieser unsinnige Spuk? Vielleicht würde sich die Krone der Schöpfung ja schließlich gegen die seit jeher vorherrschende Dummheit, Lüge und Häßlichkeit durchsetzen, bevor der Planet unbewohnbar geworden war. Und vielleicht würden die Menschen dann der Geschichte ihrer Vorfahren als einer flüchtigen, unbegreiflichen Phase der Selbstfindung gedenken, ohne sich der Vergänglichkeit ihres irdischen Paradieses bewußt zu sein – wie die Kinder. Vielleicht …

Änderten solche Zukunftsvisionen aber etwas daran, daß Dummheit, Lüge und Häßlichkeit ihn bedrängten, sobald er die Wohnung verließ, das Radio anschaltete oder in einer Zeitung zu blättern begann? Daß keine Aussicht auf freien Austausch und spontane Gefühlsäußerung mehr bestand, seit Edo ihn verlassen hatte?

Manchmal, wenn er an ruhigen Tagen an einem der Aluminiumtischchen vor dem Lokal saß und geistesabwesend die Umgebung musterte, hatte Thomas den Eindruck, als sei alle Welt, trotz der vorgegebenen

Geschäftigkeit, wie gelähmt. Es war ihm, als würden nichtssagende Gestalten über triviale Dinge reden, einen Hund oder ein Kind tadeln und belehren, ins Auto steigen und losfahren, ohne daß wirklich etwas geschah. Als würde im Grunde alles stillstehen. Und eine beängstigende Ahnung von der Unabänderlichkeit dieses Zustands stieg in ihm auf und schnürte ihm die Kehle zu.

War es nicht unheimlich, daß Leute ohne eigenen Willen und eigenes Empfinden unbeirrt in ihrem Tun und Denken fortfuhren?

Da er keinen Bezug zu ihrem emsigen Treiben hatte, bildete er sich in solchen Momenten zuweilen ein, zu lebenslanger Einzelhaft verdammt zu sein. Eingeschlossen in die vier weißen Wände einer Zelle, drangen von der Außenwelt nur die sporadischen Geräusche eines im Schloß umgedrehten Schlüssels oder eines zugeschlagenen Eisengitters, die abgerissene Stimme eines Gefängniswärters oder der unmenschliche Schrei eines Mitinsassen bis zu ihm.

Alles um ihn herum war irreal, beziehungslos, tot. Alles auf einen überlebensnotwendigen Stoffwechsel reduziert, der keiner eigenständigen Verstandesarbeit, keiner Emotionen bedurfte …

Thomas' abgründige Niedergeschlagenheit drohte in Hirnzerrüttung auszuarten – da tauchte vor seinem geistigen Auge das kleine, von Entbehrungen gezeichnete Mütterchen auf, dem er am Morgen auf dem Weg zum Gemüsehändler begegnet war. Von der anderen Straßenseite kommend, versuchte die gebrechlich wirkende Person mit dem kurzen, schütteren Haar hartnäckig, ihren Gehwagen auf den an dieser Stelle recht hohen Bürgersteig hinauf zu kriegen. Und Thomas fühlte mehrmals den Impuls, ihr zu Hilfe zu eilen. Doch ein instinktiver Respekt vor der augenscheinlichen Vitalität der vielleicht Neunzigjährigen hielt ihn zurück. Und in der Tat hatte sie das Hindernis endlich mit einer energischen Bewegung überwunden und ihre Zufriedenheit darüber durch ein ironisches Lächeln zum Ausdruck gebracht. So als hätte sie gerade einen ungezogenen Bengel erfolgreich zurechtgewiesen.

Das Wiedererleben dieser schlichten Szene bewirkte einen merkwürdigen Umschwung in seiner Seelenchemie, alle Bedrückung fiel von ihm ab, und Thomas empfand plötzlich jene schwerelose Selbstgenügsamkeit, die jedem rechtschaffenen Menschen zu eigen sein sollte …

Was ging es ihn an, daß Chinesen, Amerikaner und Russen in Afrika skrupellos um den Besitz von Rohstoffquellen wetteiferten? Daß Jugendliche mit akademischer Ausbildung und ehrgeizigen Berufszielen an freien Wochenenden nichts Besseres zu tun hatten, als von London nach Berlin zu fliegen, um dort eine Nacht in dem augenblicklich gefragtesten Club zu verbringen – falls der Türsteher sie reinließ? Und die zunehmende Verhunzung des Stadtbilds durch eine unaufhaltsame, irrwitzige Konsumsteigerung, warum sich darüber grämen? Hatten seine Vorfahren nicht Seuchen und Kriege durchgemacht, die kein bißchen Rücksicht auf etwaige erbauliche Jugenderinnerungen nahmen?

Er sah wieder seine Oma mit geschlossenen Augen im lichten Krankenhauszimmer liegen und friedlich entschlafen, nachdem der aus Italien herbeigeeilte Vater sie zum Abschied auf die Stirn geküßt hatte. Als Tochter eines nach Deutschland ausgewanderten norwegischen Pastorensohns war sie im schönen Dresden aufgewachsen, um ihre Tage nach unzähligen Greuel und Verlusten in einem Tiroler Bergstädtchen zu beschließen. Und die Tatsache, daß sie sich trotz allem bis zuletzt ihren Frohsinn bewahrt hatte, schien ihm jetzt ein Sinnbild für die Unantastbarkeit ihrer inneren Freiheit …

Viele Jahre später hatte er vor einem schmiedeeisernen Bauernbett gestanden, in dem Edo mit grausamen Schwermutsanfällen darniederlag und sich nur mehr wünschte, daß sie dem irdischen Leid gemeinsam ein Ende setzten. Verzweifelt hatte er versucht, den Freund durch liebevolle allgemeine Trostworte umzustimmen, wohlwissend, daß jedes vernünftige Anreden gegen seinen Weltekel unangebracht gewesen wäre, und dem sehnsüchtig Blickenden endlich geantwortet, der Tod sei etwas, worüber ein jeder für sich selbst entscheiden müsse.

Was hatte er damit sagen wollen, da er der Klage über eine krebsartig wuchernde industrielle Verwüstung nichts Glaubhaftes entgegenzusetzen wußte?

Die Sache war die, daß er damals einen unbezähmbaren Lebenswillen in sich spürte, dem kein menschliches Räsonieren etwas anhaben konnte. Wie ein an den bestimmten Ort und den jährlichen Zyklus gebundener Baum, wie eine Katze mit ihrer sagenhaften Unabhängigkeit und ihren immergleichen Leidenschaften hätte er existieren können, ohne dies als Einschränkung oder Demütigung zu empfinden. Denn der kritische Gedanke, so heftig er sich auch gebärden mochte, war doch nicht mehr als eine Beschäftigung mit Äußerlichkeiten, und alles Geschehen auf Erden bildete im Grunde den Gegenstand einer Kontemplation, die in sich selbst ruhend Erfüllung fand.

Natürlich hatte sich die Situation seither deutlich verschlechtert und die Wirklichkeit endgültig mit den einst so realistisch anmutenden Phantasien und Zielsetzungen aufgeräumt. An wen er sich auch wandte, überall nur Gemeinplätze, die im Einklang mit einer inzwischen globalen Marktwirtschaft standen. Keiner, der sich eine Vorstellung von den vordigitalen Zeiten bewahrt zu haben schien, der sich nicht als Ökonom aufspielte und stumpfsinnig ein aus zahllosen Informationskanälen aufgepicktes Wissen nachplapperte.

Und als ob das nicht reichte, war Edo vor drei Jahren von ihm gegangen. Jener Lebensquell, der mit seiner Intelligenz, Ehrlichkeit und Unschuld, mit einer diese Eigenschaften veredelnden Schönheit alle Mangelhaftigkeit der Menschen wettzumachen vermochte und ihm mehr wert war als alle Reichtümer und Ehren …

Und dennoch, wenn er in den Forderungen des Tages aufging und merkte, daß eine ihm größtenteils fremde Kundschaft sich in seinem *Literaturcafé* wohl fühlte, dies mit anerkennenden Blicken und einem überdurchschnittlichen Trinkgeld zum Ausdruck brachte und damit gewissermaßen jene Verbindung zur Außenwelt herstellte, die ihm als Künstler verwehrt geblieben war – wenn solcherweise im Kleinen eine Versöhnung mit der Menschheit stattfand, kehrte nicht selten jene fraglose Selbstgenügsamkeit wieder, die dem Glück nahekam und gelegentlich sogar in Freude und Überschwang münden konnte.

In gewissen Stunden bildeten Nunzia, der aushelfende Musikstudent Peter und er eine verschworene Gemeinschaft, die sozusagen blind zusammenwirkte und auch in brenzligen Momenten gastfreundliche Gelassenheit ausstrahlte: eine Souveränität, die den Bedienten zugute kam und den Bedienenden Genugtuung bereitete. Wie vorzügliche Speisen nämlich selbst in unserer von Geschmacklosigkeit gegeißelten Epoche erkannt und gepriesen werden, da sie offenbar einem unausrottbaren elementaren Bedürfnis entsprechen, so erfreuen sich gute Manieren erstaunlicherweise immer noch einer fast uneingeschränkten Wertschätzung.

Oftmals hatte Thomas sich in der Vergangenheit die Frage gestellt, ob das Volk den Adel früher hauptsächlich wegen seiner Macht fürchtete, bewunderte und verehrte oder ob nicht Erscheinungsbild und

Benehmen desselben wesentlich zu der bezeugten Achtung beitrugen. Und wenn er nun sah, wie Zeitgenossen, mit denen er kaum etwas gemein hatte, dankbar auf eine Höflichkeit oder ein Entgegenkommen reagierten, war er sich sicher, daß angenehme Umgangsformen ebenfalls zu den unausrottbaren elementaren Bedürfnissen gehörten. Und mit einemmal fühlte er sich der Welt wohlgesinnt.

Hatte Nietzsche nicht sein philosophisch-existentielles Dilemma zu lösen versucht, indem er das Ideal der Vornehmheit verherrlichte? Ohne sein Phantasieren über eine auf antiken Vorbildern basierende geistige Aristokratie allerdings zu einem zeitgemäßen Abschluß zu bringen …

Nicht rein zufällig war er selbst vor nunmehr dreißig Jahren in der Gastronomie gelandet, als die Verdienstquellen auf dem Gebiet geistiger Arbeit sich für ihn endgültig erschöpft hatten. Eine monotone Fließbandproduktion wäre angesichts persönlicher Herkunft und Entwicklung undenkbar gewesen, ebenso wie das stundenlange Starren auf einen Bildschirm, bei dem das an Schaffenslust gewohnte Hirn sich der Willkür eines Rechners hätte unterwerfen müssen. Wenn er sich schon der Notwendigkeit eines wesensfremden Geldverdienens beugte, sollte es zumindest eine Tätigkeit sein, bei der er mit Menschen zu tun hatte und seine Gedankenfreiheit wahren konnte.

Selbstverständlich hieß es, sich dem Niveau meist unbelesener Mitarbeiter anzupassen. Im Küchenbereich stellten sogar Fast-Analphabeten keine Seltenheit dar. Alles in allem aber waren diese seine Kollegen den Innovationszwängen weniger ausgesetzt als Lohnabhängige anderer Berufszweige, da Kartoffelschälen und Schnitzelbraten sowie das Servieren von Speisen und Getränken von den Veränderungen einer sich ständig wandelnden Hightech-Gesellschaft weniger betroffen waren. Und außerdem handelte es sich vorwiegend um Ausländer, Schwule und Einzelgänger, was Verständigung und Sympathie von vornherein erleichterte und förderte – wenngleich es außerhalb der Dienststunden kaum Gemeinsamkeiten gab.

In erster Linie bot ihm das Kellnern jedoch Gelegenheit, aus seiner guten Kinderstube – wie man das früher einmal nannte – Vorteil zu ziehen. Denn, vier Teller gleichzeitig tragen oder einen ganzen Tisch auf einmal abräumen, das mochte mit ein wenig Geschick ein jeder schnell erlernen. Das Wesentliche aber, der richtige Umgang mit den Gästen, war etwas, das ihm dank der erhaltenen Erziehung natürlicherweise leichtfiel und das einem auf keiner Hotelfachschule beigebracht wurde. Mehr als einmal hatte er im Lauf der Jahre denn auch beobachten können, wie eine durch die abgeschlossene Lehre erworbene Fassade aus steifen Formalitäten nicht ausreichte, um menschliche Unzulänglichkeiten zu verbergen und dem Wohlbefinden des Gastes wirklich Rechnung zu tragen.

Während auf der anderen Seite mit ein wenig Anstand und einer gewissen Berufserfahrung versehene Kellner, selbst wenn sie aus einfachsten Verhältnissen stammten, zuweilen eine Klasse entwickelten, die sie vornehmer erscheinen ließ als mancher der von ihnen Bedienten. Von einem instinktiven Gerechtigkeitssinn getrieben, bedauerte er es in solchen Fällen, nicht über die notwendigen magischen Kräfte zu verfügen, um den hier eigentlich angebrachten und wünschenswerten Rollentausch herbeizuführen …

Eine vieltausendjährige Geschichte hatte zu einer Verfeinerung von Geschmack und Umgangsformen geführt, die offenbar nur damit zu erklären war, daß diese als Anlage bereits im Urmenschen vorhanden sein mußte; daß sie gewissermaßen Sinn und Zweck eines mühsamen, wechselvollen Werdegangs bildete, an dessen Ende der vollendete Homo sapiens stehen sollte.

Wenn dem aber so war, warum sich darüber wundern, daß die Errungenschaften der Kultur auch auf Ungebildete Eindruck machen konnten, soweit übermäßige Engstirnigkeit oder Verdorbenheit es nicht gänzlich verhinderten? Und gerade darin lag ja der Reiz des Kellnerberufs, trotz aller Schikanen durch die zumeist unkompetenten Arbeitgeber: daß er ihm erlaubte, mit seinem schlichten Auftreten das Wohlwollen einer aufmerksam und liebevoll umsorgten Kundschaft zu wecken.

Den Gedanken weiterspinnend, kam ihm die gesellschaftlich übergreifende und gewöhnlich selbst bei augenscheinlicher Geistesarmut nicht völlig verkümmerte Fähigkeit in den Sinn, das Schöne zu erahnen. Wobei die meisten wohl nicht wußten, daß wahre äußere Anmut stets in einer inneren ihren Ursprung hat.

Wie oft war ihm aufgefallen, daß Edo unterwegs Blicke nichtssagender Passanten auf sich zog. Verstohlene, gutmütige Blicke, die manchmal auch ein verborgenes Staunen ausdrückten. Gewohnt, den Begriff des Schönen gemäß modischer Vorgaben zu gebrauchen, mußten diesen Leuten die edlen Züge des Freundes fremd erscheinen. Und doch irgendwie vertraut. Eine Vertrautheit, die ihn, je nach Stimmungslage, irritierte oder beglückte.

‚Was wollen die Gaffer?', fragte er sich verärgert, wenn er schlechter Laune war, als handelte es sich um geile Böcke, die einem unschuldigen Kind oder einer desinteressierten Frau nachstellten.

War seine Seele hingegen von Frohsinn erfüllt, konnte eine solche weitläufig mit Liebe verwandte Bewunderung ihn zu Tränen rühren und kurzzeitig mit allem durch menschliche Feigheit und Stupidität erlittenen Unrecht versöhnen …

Reichlich unbeständig und seltsam war sein Verhältnis zu den Artgenossen schon immer gewesen. Denn soviel er auch darüber nachgedacht hatte, die Urteile, die er fällte, entsprangen meist weniger rationalen Überlegungen, als einer besonderen augenblicklichen Gemütsverfassung. Dieselbe Person konnte in einem bestimmten Moment feindselige und in einem anderen zarte Gefühle in ihm wecken. Wie war das möglich? Wo blieb da die objektive Verläßlichkeit der eigenen Urteilskraft?

Die Würde des Menschen ist unantastbar, hieß es

im deutschen Grundgesetz. Verständlich, nach dem, was Verfechter vorangegangener Ideale angerichtet hatten. Nur, worin bestand diese Würde? Laut Wörterbuch handelte es sich um eine dem Menschen als solchem zustehende Achtung. Eine ziemlich vage Definition, da dann selbst Kannibalen ein Recht darauf gehabt hätten. Wahrscheinlich meinte der noble Satz einfach, daß Mann und Frau ihre Mitmenschen in Zukunft nicht mehr nach nationalsozialistischen oder ähnlichen Grundsätzen mißhandeln durften.

War der viel gelobte deutsche Sozialstaat aber vielleicht eine positive Folge dieses Verbots, die Würde des anderen anzutasten? Mitnichten. Der Sozialstaat setzte eine alte, von Bismarck den Verhältnissen einer modernen Massengesellschaft angepaßte Tradition fort, die das Wohl des kleinen Mannes im Auge hatte, um revolutionäre Unruhen zu vermeiden. Solange alles gut lief, mußte eine solche Art des Regierens vor allem südländischen Nachbarn beneidenswert erscheinen. Begann der Motor allerdings zu stottern, lauerte um die Ecke bereits die Gefahr einer autoritären Willkür, der die an Obrigkeitsdenken gewohnte Bevölkerung wenig entgegenzusetzen hatte ...

Im Ernst, um die Würde des Menschen achten zu können, mußte diese doch erst einmal existieren. Denn daß ein normaler Mensch instinktiv davor zurückschreckte, andere körperlich oder seelisch zu quälen, war im Grunde selbstverständlich, dazu bedurfte es keiner hochtönenden Phrasen. Konnte man aber jemandem, dessen Leben sich gleich dem unzähliger Erdbewohner auf wenige vorhersehbare Verhaltensweisen beschränkte, der ein Sklavendasein führte, ohne sich dessen bewußt zu sein, sich als unmündiger Konsumidiot vielmehr wohl fühlte und nicht selten sogar auf die erniedrigenden Torheiten, die unerbittliche wirtschaftliche Gesetze ihm aufzwangen, stolz war – konnte man einem solchen Menschen eine Würde zusprechen?

Jedes Urteilen bedeutete notgedrungen sachliches Verallgemeinern. Wenn einer etwa das Waldsterben anprangerte, nannte er Zahlen, ohne auf die Geschichten der einzelnen unterschiedlich geschädigten oder gar nicht betroffenen Bäume einzugehen.

Ebenso ließen sich die Smartphonebesitzer, deren Allgegenwärtigkeit für jeden humanistisch Gebildeten ein Greuel sein mußte, rechnerisch erfassen. Doch obgleich ihr Anteil an der Gesamtbevölkerung beängstigend hoch und ständig im Wachsen begriffen war, sagte das wenig aus über die individuellen Schicksale. Denn alle hatten sie ja irgendwelche eigene Geschichten, das war unbestreitbar – trotz aller Uniformierung. Geschichten, die einem hätten nähergehen sollen als beispielsweise die eines Baumes …

Nun hatte Thomas immer wieder die Erfahrung gemacht, daß die Bedrohlichkeit, die sich aus einer verallgemeinernden kritischen Betrachtungsweise ergab, beim persönlichen Kontakt mit den Zeitgenossen rasch verflog. Es war, wie wenn er aus einem Alptraum erwachte und die Realität sich plötzlich viel harmloser darstellte als zuvor im Schlaf.

Nicht daß ihn ihre Geschichten sonderlich berührt hätten. Selbst in den Berichten und Gefühlsäußerungen Weitgereister überwogen Banalitäten, die sich auf den Fingern beider Hände abzählen ließen, Überraschungen und Originalität bildeten die große Ausnahme. Aber sie wirkten eben nicht mehr bedrohlich, wie in der Masse.

Alles schön und gut. Und vielleicht war das, was früher einmal Pöbel oder Mob genannt wurde, heute auch weniger gefährlich als zu Zeiten von Martin Luther oder der Oktoberrevolution. Aber half ihm diese Tatsache, falls es denn eine sein sollte, weiter?

Thomas hatte den Eindruck, in die Irrgänge eines Labyrinths geraten zu sein. Es schien ihm, als müßte er sich vor jemandem rechtfertigen und käme damit nicht zu Rande, als würden sich seine Gedanken hoffnungslos verwirren. Und, von einer unbeherrschbaren Erregung erfaßt, drehte er sich im Dunkeln eine neue Zigarette …

Selbst in den ausweglosesten Lebenssituationen hatte er nie auf Alkohol oder stärkere Drogen zurückgegriffen. Nicht aus moralischen Gründen, sondern weil es ihm instinktiv widerstrebte, das, was ihm über alles heilig war, seinen Geist, fremden Mächten auszuliefern.

Ebenso hatte er es im übrigen stets vermieden, seinen Körper, den er vor allem deshalb liebte, weil er sich auf ihn verlassen konnte, sinnlosen Gefahren auszusetzen. Sogenannte Extremsportler mußten, das stand außer Zweifel, neben einem sehr eingeschränkten Horizont, überhaupt keinen Selbsterhaltungstrieb besitzen. Er selbst hatte jedenfalls schon in seiner Jugend beim Fußballspielen nie den Kopf hingehalten, wenn jemand den harten Lederball mit einer scharfen Flanke in den Strafraum beförderte.

Einzig mit den Zigaretten versündigte er sich seit jeher bewußt an seiner Gesundheit. Und hatte er dem blauen Dunst auch mehrmals vorübergehend abgeschworen, so war er doch bei der ersten Gelegenheit regelmäßig zu diesem Laster zurückgekehrt. Nicht weil es sich um eine unüberwindbare Sucht handelte. Nein, er konnte von einem Tag zum anderen mit dem Rauchen aufhören, ohne irgendwelche Abstinenzerscheinungen zu verspüren. Und wenn er nach Wochen oder Monaten wieder zum Glimmstengel griff, geschah es nicht aus Leichtsinn, sondern jedes Mal nach Ereignissen, die sein inneres Gleichgewicht extrem erschüttert hatten.

Damals etwa, als sein Bruder in der Schloßwirtschaft angerufen und ihm am Telefon, das sich neben der Kasse befand und für Privatgespräche eigentlich nicht vorgesehen war, den Selbstmord seiner nach Amerika ausgewanderten kleinen Schwester mitgeteilt hatte. Gerade einmal drei Tage lag der ohne jeglichen äußeren Druck gefaßte Entschluß zurück, die Lunge künftig nicht weiter unnötig zu belasten. Und nun zögerte er keinen Augenblick, jemanden um eine Zigarette zu bitten und diese gierig in Asche zu verwandeln.

War das aber erst geschehen, fand er sich schnell damit ab und kehrte zu alten Verhaltensweisen zurück. Und je automatischer der Griff zur Zigarette wurde, um so geringer fiel bei der raschen Gewöhnung natürlich die erreichte Wirkung aus. Hatte er anfangs noch eine wohltuende Benebelung empfunden, reduzierte sich die Bedeutung des Rituals bald auf eine Gemeinsamkeit mit den Arbeitskollegen und im weitesten Sinne auf eine Art Lebenshaltung.

Zum einen erschien ihm das Laster dann nämlich als ein Sinnbild für Kontinuität, schenkte ihm gewissermaßen die Illusion, immer noch derselbe zu sein wie mit zwanzig. Zum anderen wußte er zwar genau, daß es ihm keine Schwierigkeiten bereiten würde, den Tabak endgültig beiseite zu legen. Damit dies aber ein für allemal geschehen konnte, mußte ihm die Vorsehung ein kleines Zugeständnis machen. Nicht auf blödsinnigen Ruhm und uneingeschränkte Anerkennung war er aus. Was er forderte, war eine Existenz, die ein wenig mehr im Einklang mit dem eigenen Sein stand.

Für jede noch so kontroverse Aufnahme seines literarischen Schaffens wäre er gerüstet gewesen, mit allen noch so hinterfotzigen Kritikern und dummen Zeitgeistverteidigern hätte er es getrost aufgenommen, keinen Kontakt und keine Auseinandersetzung mit den Verfechtern einer wertfreien und nicht bewertbaren Kunst gescheut – wenn man ihn nur gelassen hätte.

Aber während zahlreiche Verfasser dürftiger Romane oder Gedichte sich eines bürgerlichen Status erfreuten, auch wenn dieser sich oft keineswegs mit den Verkaufszahlen ihrer Bücher rechtfertigen ließ, mußte er seine Hauptbeschäftigung vor den Weggefährten des jeweiligen gastronomischen Betriebs verborgen halten, um dem Mißtrauen gegenüber seiner ohnehin fragwürdigen Erscheinung nicht unnötig Nahrung zu geben …

Wenn Tolstoj oder Hesse sich mit dem Menschen und seiner Bestimmung auf Erden beschäftigten, dachten sie doch bei Gott nicht an einen, der seine Zeit totschlug, indem er Bilder mit *Freunden* teilte oder anonym chattete. Nein, sie verlangten etwas mehr von ihm, ließen diesen Menschen womöglich nach jener in der Verfassung leichtfertig genannten *Würde* streben. Nach einer Existenz, die seinem Wesen entsprach oder hätte entsprechen sollen.

Ohne Frage, ihre Werke gehörten anderen Epochen an und fristeten in den Buchhandlungen inzwischen als Klassiker ein Nischendasein. Änderte das aber etwas daran, daß sie für jeden, der sich ernsthaft der Dichtung widmete, unverzichtbare Vorbilder blieben? …

So seltsam es klingen mochte, wenn es um das Schlechte ging, konnte man Materialist sein. Alles Mißratene ließ sich erklären, gegebenenfalls mit familiären oder gesellschaftlichen Umständen entschuldigen – auch wenn es dadurch nicht besser wurde. Kam hingegen das Gute ins Spiel, blieb einem keine andere Wahl, als Idealist zu sein. Denn die einem jeden im Keim mitgegebenen Anlagen trachteten dann ungeachtet aller Hindernisse danach, sich durchzusetzen. Und so etwas ließ sich nicht analysieren und erläutern, sondern nur bewundernd und dankbar hinnehmen …

Freilich konnte man gut und schlecht nicht immer eindeutig voneinander trennen. Am Prinzip änderte das jedoch nichts.

Wer aber bestimmte überhaupt, was gut und was schlecht war? Über Geschmäcker ließ sich bekanntlich streiten. Und hatte heute nicht ein jeder mehr denn je Recht auf den eigenen Geschmack, die eigene Meinung? Sollten nicht alle nach ihrer Façon glücklich werden?

Genau genommen bestand das Problem darin, daß die Vorlieben der einzelnen Erdbewohner, was sie für gut oder schlecht erachteten, maßgeblich von der Nahrung bestimmt wurden, die ihre Seele von klein auf erhalten hatte. Wer mit Computerspielen aufgewachsen war und die Konsumgesellschaft als eine Selbstverständlichkeit ansah, konnte sich auf die neue Playstation freuen wie ein Kind und *Die Leiden des jungen Werther* oder *Die Kunst der Fuge* unausstehlich oder langweilig finden.

Andere mochten ein differenzierteres Geistesleben haben und sich dennoch mühelos in der Gegenwart zurechtfinden. Weil sie Zugeständnisse machten und vielem einfach keine übermäßige Bedeutung beimaßen. So wollte es die Natur …

Hatte nicht er selbst im Lauf der Zeit unzählige Dinge akzeptiert, die bei genauerem Hinsehen in Frage gestellt werden konnten? Wenn er beispielsweise die Sommerferien bei den Großeltern in Tirol verbrachte, war er es gewohnt gewesen, morgens zum Greisler zu gehen und sich an der Theke einen Liter Milch in die mitgebrachte Flasche pumpen zu lassen. Wenig später war dieses Grundnahrungsmittel nur mehr im Tetra Pak zu haben gewesen, und er hatte sich damit abgefunden. Es gab Wichtigeres im Leben.

Viele kleine Kapitulationen des gesunden Menschenverstands waren in den Jahren gefolgt, und irgendwann hatte er angesichts der Sinnlosigkeit, sich gegen eine Kunststofforgie zu stemmen, die selbst vor Bio-Läden nicht mehr haltmachte, beschlossen, alle Skrupel über Bord zu werfen und an der Supermarktkasse, bei Bedarf, unbekümmert nach der Plastiktüte zu greifen.

Die Obszönität eines in PET-Flaschen abgefüllten Mineralwassers würde er mit Sicherheit nie geschluckt haben.

Selbstredend setzte sich die Menschheit heute wie gestern aus Individuen mit verschiedenen Bildungsgraden zusammen. Was diese nicht hinderte, gewöhnlich miteinander auszukommen und den Anschein zu erwecken, daß alles im Grunde in bester Ordnung sei …

Kürzlich hatte er einen ehemaligen Kollegen getroffen, der ihm einst wegen seinem schlagfertigen Witz und seiner unbeugsamen Geradlinigkeit sympathisch gewesen war. Der vielleicht um zwanzig Jahre jüngere Halbdeutsche, der sich sichtlich über das Wiedersehen freute, berichtete ihm sogleich mit wenigen aufschlußreichen Worten von den seit ihrer letzten Begegnung erlebten Wechselfällen und erzählte am Ende eine symptomatische Anekdote, die sich im Lokal, in dem sie beide bis zu Thomas' Kündigung als Kellner tätig gewesen waren, abgespielt hatte.

Es ging um eine Aushilfskraft, eine nicht mehr junge Frau italienischen Ursprungs, stets sehr phantasievoll gekleidet und geschminkt, die unterschiedslos jedem, mit dem sie gerade zusammenarbeitete, übertrieben schmeichelte und sich gleichzeitig einbildete, besondere Rechte und Fähigkeiten zu besitzen.

Wie erst ein Jahr nach ihrer Einstellung herauskam, hatte sie bereits seit längerem eine Beziehung mit dem von starken Minderwertigkeitskomplexen geplagten Betreiber und Küchenchef der Gaststätte. Was ihre falsche Selbsteinschätzung teilweise rechtfertigen mochte. Nichtsdestoweniger war sie Achmed mit ihrem falschen Getue, ihrer krassen Unfreundlichkeit gegenüber den Gästen und ihrem Unvermögen, sich um mehr als zwei Tische zu kümmern, schon immer ein Dorn im Auge gewesen.

Eines Abends nun, als er gerade dabei war, eine soeben eingetroffene fünfköpfige Familie zu begrüßen und die Getränkebestellungen entgegenzunehmen, packte sie ihn von hinten am Ärmel und zog ihn mit den Worten: „Laß nur, die mache ich!“ zur Seite.

Wie von der Tarantel gestochen, griff der so Traktierte mit der freien Hand nach ihrem Arm und zerrte sie ins leere Nebenzimmer, um dort in einem unbändigen Zorn, der beim Erzählen wieder in seinem Blick aufflammte, klarzustellen, daß er sie totschlagen würde, wenn so etwas noch einmal passierte.

Die Zurechtgewiesene war selbstverständlich sofort in die Küche gelaufen, um ihrem Liebhaber zu klagen, daß man sie beleidigt und bedroht habe. Doch der ohne sonderlichen Nachdruck herbeizitierte Schuldige, der obendrein trotz der erheblichen Charakterunterschiede ein Saufbruder des Chefs war, hatte nach einer knappen Schilderung des Vorfalls unmißverständlich zu verstehen gegeben, daß er künftig außerbetrieblichen Treffen fernbleiben würde, falls diese Frau daran teilnahm ...

Es war einer jener regengrauen Tage, die aufs Gemüt drücken, wenn die psychischen Abwehrkräfte ohnehin aus hundert anderen Gründen geschwächt sind, und die unerwartete Begegnung mit dem beinahe vergessenen ehemaligen Kollegen hatte Thomas einen unglaublichen Energieschub gegeben. Kein noch so raffiniertes pharmazeutisches Hilfsmittel hätte ein ähnliches Erwachen verborgener Lebenskräfte bewirken können.

Lange noch zehrte er von der gutherzigen Aufrichtigkeit in den Augen dieses Menschen, von der keine Autorität scheuenden Unverblümtheit seiner Worte, und mehr als einmal fragte er sich melancholisch, ob hier nicht die Voraussetzungen für eine echte Freundschaft gewesen wären – wenn sie beide nur etwas weiterreichende Gemeinsamkeiten gehabt hätten.

Aber Achmed war einer, der sich nach der Arbeit mit dem iPod auf den Heimweg machte, der in seiner Freizeit stundenlang mit dem gleichaltrigen Hilfskoch vor der Spielkonsole saß und der, außer der Pflichtlektüre in der Schule, nie ein Buch gelesen hatte. Und da die Nahrung, welche die Seele von klein auf erhält, nicht nur entscheidet, was einer für gut oder schlecht hält, sondern auch welche Interessen ihn antreiben und worüber er sich zu freuen vermag, konnte es zwischen ihnen keine weiterreichende Gemeinsamkeiten geben …

Was hatten Thomas der vorteilhafte Jahrgang und die Ewige Stadt, der nie anderswo angetroffene liebevolle Freimut seines Elternhauses und das unvergleichlich fruchtbare Zusammensein mit Edo – was hatten sie ihm nicht an Seelenreichtum beschert. Und mußte diese Fülle an Eindrücken und Gedanken, diese Erfahrung des Schönen und Wahren nicht Interessen wecken und nach Freuden streben lassen, die den meisten unbekannt waren?

Arbeiter des Geistes und namentlich schöpferische Naturen hatten schon immer in einer anderen Welt gelebt als Bauern und Handwerker, wenngleich es durchaus elementare Bedürfnisse und Genüsse gab, die sie miteinander verband. Doch wäre es beispielsweise Schiller und Goethe nie eingefallen, ihren Traum vom Menschen mit der großen Mehrheit der Bevölkerung teilen zu wollen.

Kultur hatte ihren Ursprung stets in den Privilegien einer verschwindend kleinen Minderheit gehabt, so sehr die Kulturschaffenden oft der Willkür wenig feinfühliger Machthaber ausgesetzt gewesen waren.

Inzwischen gab es keine Bauern und Handwerker mehr. Nominell waren alle gleichberechtigte Bürger. In erster Linie aber hatten sich die Machtverhältnisse radikal verschoben. Denn Politiker wie Wirtschaftsmagnaten waren solche ja nicht von Gottes Gnaden, sondern dem täglichen Joch einer unerbittlichen Wähler- und Verbraucherlaune unterworfen. Mochten sie auch über Gesetzgebung und Kapital verfügen, ihr ganzes Sinnen und Trachten mußte darauf ausgerichtet sein, den Ansprüchen einer größtenteils ungebildeten Masse zu genügen.

Gewiß setzte sich die Menschheit immer noch aus Individuen mit unterschiedlichen Bildungsgraden zusammen. Und wahrscheinlich existierte irgendwo nach wie vor eine kleine Minderheit wahrheits- und kunstliebender schöpferischer Geister, in der mühelos eine klare Rangordnung auszumachen gewesen wäre; eine Anzahl von Sonderlingen, die sich dadurch auszeichneten, daß sie im Alter des Erwachsenwerdens nicht den einfacheren Weg der Anpassung an das Gegebene gewählt, sondern gegen alle Widerstände an einem tief empfundenen Menschheitsideal festgehalten hatten; die in ihrem Denken und Fühlen meilenweit von der willensschwachen großen Mehrheit entfernt waren ... und die dieser Mehrheit in der Vergangenheit bekanntlich dennoch als ehrenwertes Vorbild gedient hatten, vergleichbar den Heiligen der katholischen Kirche.

Zweifelsohne gab es sie noch irgendwo. Nur wußte niemand von ihnen. Aus dem einfachen Grund, weil die eigentliche Macht nicht mehr bei den Herren lag, die sich womöglich gern mit diesen aristokratisch anmutenden Einzelgängern geschmückt hätten, wie es der Adel früher zu tun pflegten, sondern bei den Knechten, die ihre Gebieter bei der Auswahl der Angebote für den nationalen und weltweiten Markt nach ihrer Pfeife tanzen ließen.

Dante und Aischylos mochte man unter solchen Umständen getrost, wenn auch in Maßen drucken oder nachdrucken, denn sie besaßen ein Markenzeichen, das auf einer langen Tradition beruhte. Imposante Museen waren mit öffentlichen Geldern instand zu halten, um endlosen Heuschreckenschwärmen die *Mona Lisa* und den *Triumph des Todes* zum millionenfachen Ablichten anzubieten. Und selbst eine kostspielige kritische Neuauflage von *Mein Kampf* war denkbar, da die Bibliotheken als sichere Abnehmer gelten konnten. Die Förderung einer Kunst der Gegenwart hingegen, welche nicht dem Geschmack eines breiten Publikums und der dazugehörigen Kritikerschar entsprach, wäre jedem vernünftigen Geschäftsmann lächerlich erschienen. Was soviel hieß wie ihre Nicht-Existenz sanktionieren.

Erschwerend kam aber hinzu, daß Dichtern und

Musikern, Bildhauern und Malern damit jene nicht zu unterschätzende sprachübergreifende Solidarität versagt blieb, die für ihre Vorgänger einst Ansporn und Trost bedeutete. Eine Solidarität, die man kurioserweise, in anderer Form, bei den oft grenzüberschreitend verschwägerten Fürsten wiederfand.

Andererseits ersparte der Überfluß einer hochindustrialisierten Gesellschaft den einsamen Ästheten natürlich die Sorge, bei einem Mäzen in Ungnade fallen zu können, und die Schmach, im Alter um eine kleine Pension betteln zu müssen. Wie jedem anderen Mittellosen stand auch ihnen im Notfall ein Existenzminimum fürs nackte Überleben zu. Wobei das Bibelwort „Der Mensch lebt nicht vom Brot allein" unleugbar, und für sie im Besonderen, seine Gültigkeit bewahrte …

Thomas kamen zwei junge Burschen in den Sinn, von etwas rustikalem, aber auch geheimnisvoll zartem Aussehen, die einmal in der Schloßwirtschaft zu Gast gewesen waren. Nach dem Essen hatte der eine ihn gefragt, ob sie ein bißchen musizieren dürften, ohne die anderen Anwesenden zu stören. Und erst da war ihm aufgefallen, daß im Eck der Sitzbank, halb verdeckt von der Tischplatte, ein Akkordeon und eine Zither lagen.

Erstaunt erwiderte er, nachfragen zu müssen, gab, nach Rücksprache mit dem Vorgesetzten, seine Einwilligung und blieb dann neben der Essensausgabe stehen in Erwartung jener lieblichen alpenländischen Volksmusik, die er zuerst als Kind in Südtirol und jüngst wieder bei Weihnachtsfeiern mit betagten Teilnehmern vernommen hatte.

Was folgte, war indes ein Schauspiel, das nicht von dieser Welt zu sein schien. Ganz leise von der Harmonika begleitet, begannen die Saiten des Zupfinstruments eine alte Weise zu singen, so eindringlich und bedeutungsvoll, daß im Raum mit einemmal alle Gespräche verstummten. Die Melodie erzählte, und die Begleitung untermalte, zurückhaltend und doch merkwürdig eigensinnig. Und nachdem das Thema sich mehrmals variierend wiederholt hatte, ging es unmerklich in immer freieren Improvisationen auf, bei denen die Musiker gleichwertig und intensiver als zuvor miteinander kommunizierten.

Hatten diese bäuerlich anmutenden Gesellen anfangs mit einer bewährten Tonfolge gelockt und eingenommen, bezauberten sie jetzt mit einem Spiel, das nicht nur höchste Kunstfertigkeit verriet, sondern ein aus der alten Weise hervorgegangenes eigenständiges Leben entwickelte.

Nichts von einem unterhaltsamen *Bach meets Jazz*, das als Hintergrundmusik in einem Wiener Kaffeehaus durchgehen mochte. Hier wurden die zufälligen Zuhörer Zeugen eines Schöpfungsaktes, der ihnen unergründliche Schönheit nahebrachte und sie erschaudern ließ. Und die Tatsache, daß dies an einem so profanen Ort geschah und von zwei auf den ersten Blick unscheinbaren Jugendlichen ins Werk gesetzt wurde, erhöhte die Wirkung noch.

Als die letzten Klänge erstarben, herrschte zunächst tiefe Stille, bis einige an den Nebentischen sich den zweien schließlich leicht befangen zuwandten, um ein gutes Wort zu sagen oder ihnen vielleicht einen kleinen Obolus zu reichen. Doch die hatten bereits, ohne ihrer Umgebung viel Beachtung zu schenken, ein neues Lied angestimmt und verloren sich schnell wieder in eigenen Phantasien von einer edlen, zeitlosen Einzigartigkeit.

Thomas folgte den meisterlichen Ausführungen wie gebannt, indem er eine Weile völlig seine kellnerischen Aufgaben vergaß. Und als das wundersame Geschehen irgendwann ebenso unaufdringlich, wie es begonnen hatte, ein Ende fand, brachte er die gewünschte Rechnung und ließ die beiden ziehen, schaute ihnen regungslos nach, wie sie dem verhalten klatschenden Publikum lächelnd zunickten und im Ausgang verschwanden.

Tagelang hoffte er dann, daß sie wieder auftauchen würden, und haderte mit sich selbst wegen seiner Zurückhaltung und Scheu; denn keiner wußte ihm darüber Auskunft zu geben, um wen es sich handelte und wo er sie hätte finden können …

Wie ließ sich dieses überwältigende Erlebnis, das ihn für eine unbestimmte Zeit aus der Wirklichkeit entführt hatte, erklären? Mit der außerordentlichen Fingerfertigkeit der Musizierenden bestimmt nicht. Thomas erinnerte sich des unangenehmen Eindrucks, den eine Einspielung der *Chromatischen Fantasie* mit

Alfred Brendel auf ihn gemacht hatte, als er sie zum ersten Mal hörte. Die technische Perfektion des Virtuosen weckte in ihm damals die skurrile Assoziation einer gymnastischen Darbietung, die ein von ihm über alles geschätztes Werk schamlos entweihte. Und wenngleich er sich später mit der untadelig präzisen Interpretation angefreundet hatte, war ihm doch die inzwischen nicht mehr ganz nachvollziehbare anfängliche Empörung unauslöschlich im Gedächtnis geblieben.

Überragendes technisches Vermögen allein konnte das Herz eines Zuhörers jedenfalls nicht berühren und gefangennehmen. Dazu bedurfte es mehr. Dazu mußte die Musik, auch wenn es sich um die Komposition eines anderen handelte, aus dem Aufführenden hervorquellen, als stammte sie von ihm selbst. Ja im besten Fall war dieser dermaßen eins mit seinem Instrument, daß die Illusion entstand, als bildeten sich die Klänge ohne jede fremde Einwirkung.

Und eine ebensolche Erfahrung hatte Thomas gemacht, während er den göttlichen Improvisationen jener Burschen mit den markanten, feinen Gesichtszügen lauschte. Es war ihm, als besäßen Zither und Harmonika ein Eigenleben, als spielten sie selbst, bis auf einmal auch diese letzte rationale Verbindung zur Materie verlorengegangen und nur mehr reine, die Empfindungskraft ansprechende und erschütternde Tonkunst übriggeblieben war …

Etwas Ähnliches war ihm Jahre später widerfahren, als er in Begleitung eines Vetters, der mit verschiedenen Blasinstrumenten umzugehen wußte und die Musikkappelle seines Dorfes leitete, ein Weinfest besuchte. Zu den vielfältigen Unterhaltungen, die dort neben der Verköstigung geboten wurden, gehörte ein Quartett bestehend aus Klarinette, Trompete, Posaune und Baßtuba. Und wahrscheinlich hatte der auf sein Wohlbehagen bedachte Verwandte ihre Schritte nicht zufällig zu jenem hölzernen Pavillon gelenkt, in dem die Gruppe in freier Bearbeitung allerlei traditionelle und internationale *Ohrwürmer* zum Besten gab.

Wie rasch klar wurde, stellte der sich zuweilen in längeren Solos ergehende Posaunist den Anführer und die Seele des kleinen Ensembles dar. Was ihn aber vor allem auszeichnete, war wiederum jene ungemeine Vertrautheit mit dem Instrument, die den Eindruck vermittelte, als sei hier keine Menschenhand im Spiel, als handelte es sich um ein Naturereignis.

Der Vetter zeigte sich erfreut über die von Thomas geäußerte Wertschätzung und versicherte ihm, daß er für ein bißchen von diesem Können gern auf seine Musikkappelle verzichtet hätte …

War ein solches Verschmelzen mit seinem Arbeitsgerät dem Musiker vorbehalten? Und konnte es ein derartiges Aufgehen im Gegenstand der eigenen Liebe überhaupt nur in der bild- und wortlosen Kunst geben?

Thomas entsann sich eines Holzschnitzers, dessen Bekanntschaft er gemacht hatte, als er noch mit Edo auf dem Land lebte. Angeregt durch die vielseitige manuelle Tätigkeit, war in ihm eines Tages der

Wunsch erwacht, sich in der plastischen Gestaltung zu versuchen. Und das Holz, dessen wesentliche Bedeutung für ein menschenwürdiges Leben auf Erden er damals erkannt hatte, schien ihm, mehr als Ton oder Stein, geeignet für ein solches Vorhaben. Um aber zu wissen, welche Bäume in der Schöpfung für diesen besonderen Zweck vorgesehen sind, und die ersten Schritte mit den richtigen Schnitzmessern zu tun, hatte er sich an einen in der naheliegenden Ortschaft entdeckten Mann vom Fach gewandt.

Beim Betreten des schlichten, direkt auf die Straße gehenden Ateliers, in dem der vielleicht Fünfzigjährige seinem Beruf nachging, fand Thomas Tische und Regale übersät mit Scharen immer gleicher, recht grob ausgeführter Figuren aus der Bauernwelt und dem Kirchenbedarf und erfuhr auf sein erstauntes Nachfragen hin, daß es sich um maschinell angefertigte Rohlinge handelte, denen der letzte Schliff verpaßt werden mußte und die dann in der Stadt an Touristen verkauft wurden.

Der bescheiden wirkende Handwerker teilte ihm das mit einem ironisch-melancholischen Lächeln mit, zeigte sich jedoch aufgeschlossen und entgegenkommend, was sein Anliegen betraf, schenkte ihm auch gleich einen schönen Lindenblock „für den Anfang“ und nannte einen Händler, bei dem er zuverlässiges Werkzeug erwerben konnte. Darüber hinaus ermunterte er Thomas, jederzeit bedenkenlos vorbeizuschauen, wenn er Hilfe brauchen sollte. Und als dieser am Ende den Wunsch äußerte, ihm ein wenig beim

Schnitzen zusehen zu dürfen, griff er bereitwillig nach einem Hohleisen und begann mit unheimlich sicheren Bewegungen die nur vage angedeuteten Falten eines Gewands herauszuarbeiten. Worauf er die scharfe Klinge feinfühlig am noch absolut unbestimmten Gesicht der Madonnenfigur ansetzte, um diesem in kürzester Zeit durch das flinke Entfernen überschüssigen Holzes einen lieblich-leidvollen Ausdruck zu verleihen.

Im nachhinein fragte Thomas sich, ob die magische Wandlung, der er da beigewohnt hatte, nicht vielleicht der wiederholten Beschäftigung mit den immer gleichen Objekten zuzuschreiben war. Doch ließ er einen solch primitiven Erklärungsversuch, der an dumme Respektlosigkeit grenzte, sofort wieder fallen. Er hatte den konzentrierten, wie abwesenden Blick vor Augen, mit dem der Mann seine Gestaltgebung zu beschwören schien, das von seiner Hand unwillkürlich geführte Hohleisen, wie es mit spielerischer Leichtigkeit aufs Holz einwirkte, um ihm die einzig mögliche Form zu entlocken. Und er dachte an Michelangelo, der einmal zu einem Bewunderer seines Genies gesagt haben soll: „Die Skulptur, die ich schaffen will, ist schon im Marmorquader enthalten, ich brauche sie nur von dem sie verdeckenden Stein zu befreien."

Ob der unauffällige Landbewohner, dessen aufrichtige Freude über sein Interesse an der Schnitzerei ihm nicht entgangen war, in der Lage gewesen wäre, bedeutende Meisterwerke hervorzubringen, blieb dahingestellt. Für Thomas stand jedenfalls fest, daß sein Talent in einer nicht vom Kommerz dominierten Epoche reizvolle Früchte getragen hätte, während es heute in erniedrigender Weise für die Herstellung banaler Reiseandenken mißbraucht wurde.

Einerlei, an jenem Nachmittag hatte er beobachten können, wie ein Bildhauer tote Materie zum Leben erweckte. Und der Zauber, der von diesem seinem Tun ausging, unterschied sich nicht wesentlich von dem über den Hörsinn erfahrenen, als die Musiker sich im Reich der Töne verloren. In beiden Fällen hatte jemand mittels Instrumenten, die vom Menschen geschaffenen und diesem vorbehalten waren, Zugang zu den Sphären ewigen Werdens und unergründlicher Wahrheiten gefunden …

Konnte die Dichtung, die ihren Ursprung in der Welt des Gedankens hatte, aber eine ähnliche Faszinationskraft ausüben? Die Frage beruhte offensichtlich auf einem Trugschluß, da Musik und Skulptur ja nicht eigenständig den gleichförmigen Tönen oder der formlosen Materie entsprangen, sondern, wie die Literatur, Schöpfungen des Geistes waren. Schöpfungen allerdings, die, gleich aller nicht vom Intellekt erfaßten Wirklichkeit, über die Sinne direkt zur menschlichen Seele sprachen …

Vor längerer Zeit war Thomas einmal durch Zufall einem unbekannten Autor begegnet, der sich anschickte, auf einer Kleinkunstbühne etwas aus seinen Werken vorzutragen. Wie er sofort bemerkte, umgab den kränklich anmutenden, nicht mehr ganz jungen Mann, der sich in Erwartung seines Auftritts im Foyer mit zwei Personen unterhielt, eine eigenartige Aura von Edelmut und Feinsinn. Und gerade diese geheimnisvolle Ausstrahlung war es wohl gewesen, die ihn – mehr als die wenigen miteinander gewechselten Worte – dazu bewogen hatte, der Lesung beizuwohnen.

Vom Inhalt der jeweiligen Texte bewahrte er keinerlei Erinnerung. Doch hatte er nie die Schönheit der Sprache vergessen, die auf eine Sinngebung verzichten zu können schien und wiederum nur damit zu erklären war, daß hier ein Zartbesaiteter im Gegenstand seiner Liebe aufging …

Wohin mochte es sie verschlagen haben, diese aus dem Paradies Vertriebenen, die flüchtig seine Wege gekreuzt hatten? Was mochte aus ihnen geworden sein? Und wie viele ihrer Art fristeten in der Düsternis einer von unkontrollierter Warenproduktion gekennzeichneten Geschichtsphase einsam ihr Dasein, ohne voneinander zu wissen, weil eine abartige, vom Staat geförderte Macht entschieden hatte, daß einzig die niederen und zunehmend perversen Begierden einer unkultivierten Kundschaft Beachtung verdienten?

Bei aller Hoffnungslosigkeit, die solche Überlegungen einflößten, bildeten die allein in seiner Vorstellung existierenden Leidensgenossen aber auch einen Trost. Nicht nur, weil sie den Beweis lieferten, daß die Natur in ihrer unbegreiflichen Fülle stets Mittel bereithält, um einer auf Irrwege geratenen Menschheit zum gegebenen Zeitpunkt den rechten Pfad zu weisen;

sondern vor allem, weil der persönliche gesunde Stolz auf die eigene Andersartigkeit dank ihnen nicht darauf angewiesen war, ausschließlich in längst verstorbenen Vorbildern Bestätigung zu finden.

Während Thomas wehmütig über die vielen Freunde nachdachte, deren Bekanntschaft eine offenbar unvermeidbare Entwicklungsstufe menschlichen Zusammenlebens ihm grausam vorenthalten hatte, überfiel ihn plötzlich das beklemmende Bewußtsein der zahllosen Dinge, die er im Lauf der Jahre hätte machen wollen und die er bald als unerfüllte Wünsche mit ins Grab nehmen würde. Unzählbar waren sie, in der Tat, und schnell mußte er einsehen, daß keine sieben Leben ausgereicht hätten, das alles in Angriff zu nehmen und zu vollenden. Nachdem er seine Niedergeschlagenheit aber solcherweise ad absurdum geführt hatte, gelangte er zu der tröstlichen Erkenntnis, daß nicht die Menge ausschlaggebend war, daß der Art, das eigene Schicksal zu meistern, ein mindestens ebenso großes Gewicht zukam. Wie in der Kunst ging es darum, Form und Inhalt in Einklang zu bringen …

Von klein auf hatte er ein starkes Bedürfnis nach Kontinuität in sich verspürt. Was soviel bedeutete wie die familiäre Tradition aufnehmen, sie erhalten und fortsetzen. Aus diesem Baum war er hervorgegangen, und alle nahen und entfernten Verwandten bildeten Teile des Ganzen, aus dem er Kraft schöpfte und für das er sich verantwortlich fühlte.

Viele meinten ja, sich ein Nachleben schon allein dadurch sichern zu können, daß sie Kinder in die Welt setzten. Ohne zu berücksichtigen, daß diesen Nachfahren nur in den seltensten Fällen eine Zukunft beschieden war, wenn die Pflanze, die sie erzeugt hatte, verkümmerte.

So hatte er stets empfunden und, bei allem Einsatz um das eigene und Edos Fortkommen, nie die Geschicke seiner Angehörigen aus den Augen verloren. Denn es war ihm, als zielte sein ganzes Mühen und Streben im Grunde auch darauf ab, daß sie etwas davon hätten.

In der Grundschule (oder war es bereits in der Sexta gewesen?) hatte ein Klassenkamerad einmal spöttisch von denen gesprochen, die davon träumen, ihren Eltern goldenes Besteck und Geschirr zu schenken, wenn sie groß sind. Das sei typisch für Kinder von armen Leuten, behauptete er. Thomas hatte diese altkluge Aussage seltsam berührt, da er selbst manchmal davon träumte, ohne dabei im geringsten das Gefühl zu haben, ein Kind armer Leute zu sein …

Recht früh hatte er sich dann damit abfinden müssen, daß sein Einfluß auf die Familie sehr begrenzt war, und daß er, gefangengenommen vom eigenen Überlebenskampf, selbst einzelnen Hilferufen aus dem engeren Kreis kaum Beachtung schenken konnte. So war es bei der kleinen Schwester und den Eltern gewesen. Aber auch dort, wo niemand etwas von ihm zu erwarten schien, während er aus der Ferne beobachtete, wie zahlreiche von den Versprechen, die ein jeder in sich trug, nicht in Erfüllung gingen, hatte ihn seine Unfähigkeit, sich nützlich zu erweisen, schmerzlich getroffen. Um so mehr, als diese Ohnmacht ihm erschreckend das eigene Ausgeliefertsein an einen allgemeinen unaufhaltsamen Niedergang verdeutlichte.

Inzwischen kam es ihm vor, als sei das großartige Gebäude, in dem er Wohnung zu nehmen gedachte, langsam verfallen und einstürzt, bis nur mehr Schutt und Asche übrig geblieben waren. Und indem er sich vergegenwärtigte, was aus seiner ganz persönlichen Hinterlassenschaft, den Büchern, Möbeln und Gegenständen, die ihm so viel bedeuteten und gewissermaßen sein Spiegelbild darstellten, einmal werden würde, wenn er nicht mehr war, zog sich ihm das Herz zusammen. Alles schien unweigerlich dazu bestimmt, sich aufzulösen und verlorenzugehen, als hätte es ihn nie gegeben ...

War das die Sinnlosigkeit jedes Entstehens und Vergehens im Universum, von der die gottlosen Existentialisten nach dem Krieg sprachen und der sie lächerlicherweise eine ebenso unbeschränkte wie vage Freiheit entgegenzusetzen suchten? Einen Willen, der Entscheidungen traf, der zum Beispiel plante, zu heiraten, einer Partei beizutreten oder ein Buch zu schreiben, der sich eigentlich selbst genügen mußte, während er andererseits, wie und warum auch immer, ein Verantwortungsbewußtsein gegenüber den anderen Menschen haben sollte. Oder noch besser, einen Willen, der als Revolte gegen das Absurde zu verstehen war, wie Camus es formulierte.

Thomas hatte dieser selbstgefälligen Rhetorik, die verächtlich auf alle vergangenen Errungenschaften des Geistes herabblickte, nie viel abgewinnen können. Sie war für ihn Ausdruck einer unfruchtbar gewordenen bürgerlichen Kultur, die, außerstande sich weiterzuentwickeln, ihren Ideenmangel hinter einem schwatzhaften, zeitgemäßen Hochmut zu verbergen suchte. Worin unterschied sich die abstrakte Vorstellung von einer ohne jegliche ethischen und ästhetischen Richtlinien auskommenden Existenz, die ihre Werte aus sich selbst gebären sollte, von der inzwischen zum gedanklichen Allgemeingut gehörenden Überzeugung, daß es einem jeden zustand, unter Berücksichtigung der sogenannten politischen Korrektheit nach Gutdünken zu urteilen und zu handeln? Als habe es die klassischen Ideale nie gegeben …

„Werde, der du bist!“ Diese Parole hatte ein Denker zu Beginn der Moderne ausgegeben, nachdem ihm die Unhaltbarkeit aller religiösen und philosophischen Systematik offenbar geworden war. Ein stolzes, sinnträchtiges Wort, das der Aufforderung gleichkam, sich der Krücken starrer Gedankenkonstrukte zu entledigen und endlich zu lernen, mit Hilfe der in zwei Jahrtausenden gesammelten Erkenntnisse zur Menschennatur auf eigenen Beinen zu stehen.

War es eine Ironie des Schicksals, daß dieser Appell erklang, als die Intellektuellen gerade damit begonnen hatten, ein mühsam erlangtes Verständnis des menschlichen Wesens leichtfertig zu verwässern? Ein Prozeß, der sich mit fortschreitender Industrialisierung verstärken und schließlich zur vollkommenen Auflösung alles gesicherten Wissens im Meer der freien Meinungen führen sollte. Oder handelte es sich um eine eindringliche Warnung, die der einsame Rufer in der Wüste ausstieß, weil er ahnte, daß Generationen vergehen mochten, ehe sich eine solche Gelegenheit wieder bieten würde? Hatte ihn vielleicht gar die Verzweiflung darüber, daß er kein konkretes Mittel wußte, um der drohenden Gefahr zu begegnen, in den Wahnsinn getrieben?

Heute konnte das aus dem griechischen „Erkenne dich selbst“ abgeleitete „Werde, der du bist“ ohne weiteres ein T-Shirt zieren, ebenso wie Einsteins Zungenportrait oder eine Black-Power-Faust. Es war zu einer leeren Phrase verkommen, von nicht größerem Gewicht als die Farbe, welche eine Frau beim Friseur für ihr Haar wählte. Und diese Aufforderung in ihrem ursprünglichen Sinn an einen identitätslosen Menschen zu richten, hätte zweifellos einem Nonsens entsprochen ...

Indem er den Kopf hob und die Augen öffnete, wurde Thomas gewahr, daß es draußen bereits dämmerte, und eine angstvolle Unruhe überkam ihn. Gleich würde ein neuer Tag anbrechen, und ihm graute bei dem Gedanken, dann so tun zu müssen, als ob er alles im Griff habe und alles in bester Ordnung sei, obwohl er sich dazu nicht in der Lage fühlte. Das konnte nicht gutgehen.

Natürlich stand es ihm frei, ein Blatt Papier mit der Aufschrift „Wegen Krankheit geschlossen“ an die Tür zu kleben. Aber die Vorstellung, im Bett noch ungeschützter als hier im Lokal der unerbittlichen Tätigkeit seines Hirns ausgeliefert zu sein, erschreckte ihn zutiefst. Außerdem hätte eine solche Flucht doch nur bedeutet, die Sache hinauszuschieben und wäre mit zusätzlichen Unannehmlichkeiten verbunden gewesen. Nunzia würde sofort besorgt nach einer Erklärung verlangen, und die Stammgäste es nach der Wiedereröffnung für geboten halten, sich nach seiner Gesundheit zu erkundigen. Die Aussicht, auf ihr gutmeinendes Interesse mit beschämenden Gemeinplätzen, Lügen oder Halbwahrheiten reagieren und sich ihre völlige Ahnungslosigkeit bezeugenden Floskeln anhören zu müssen, ließ ihn erschaudern …

Eine triviale Redensart besagte, daß man sich an alles gewöhnt. Für die schlechten Erfahrungen mochte das bis zu einem gewissen Grad zutreffen. Man konnte sich mit vielem abfinden, wenn es unvermeidbar war, sich die nötige Hornhaut zulegen.

Das Gute gehorchte anderen Gesetzen. Es förderte kein passives Hinnehmen, sondern weckte den Wunsch nach mehr. Und wer mit ihm in Berührung gekommen war, empfand danach den erzwungenen Verzicht auf das einmal Kennengelernte als unerträglichen Gewaltakt. Sicher, auch daran konnte man sich bis zu einem gewissen Grad gewöhnen, doch führte das zu keiner Abstumpfung, weil das Schöne in der menschlichen Seele fortlebte …

Unendlich viel Gutes und Schönes hatte Thomas empfangen, einen riesigen Schatz trug er in sich. Und bisher war es ihm immer gelungen, mit dem wachsenden Mangel an Entsprechungen in der realen Welt zurechtzukommen. Aber wie jede Krankheit durch ein Übermaß an schädlichen Einflüssen verursacht wurde, so mußte die Menge ungestillter Sehnsüchte irgendwann eine Belastungsgrenze erreichen, jenseits derer die Ressourcen der eigenen Erfindungskraft nicht mehr ausreichten. Und während er noch versuchte, über eine Beschäftigung mit dem unfertigen Einkaufszettel wieder ins rechte Gleis zu kommen, spürte Thomas deutlich, daß diese Grenze erreicht war.

Imre Kertész behauptete, daß er als Fünfzehnjähriger in Buchenwald in manchen Augenblicken glücklich gewesen sei. Was gewissen Leuten nicht einleuchten wollte und sogar frevelhaft erschien. Hatte er diese Gnade vielleicht seiner jugendlichen Unschuld zu verdanken? Unsinn, sie zeigte vielmehr, wie wenig es brauchte, um glücklich zu sein!

„Froh zu sein, bedarf es wenig, doch wer froh ist, ist ein König“, lautete der Text eines Kanons, den Thomas als Kind mit seinen Geschwistern gesungen hatte, ohne sich viel dabei zu denken. Warum war es so schwer, diese einfache Weisheit zu beherzigen? Und warum hegte er Mordgedanken, wenn er in einer Zeitung las, daß es den Menschen, ungeachtet aller unverbesserlichen Miesmacher, noch nie so gut gegangen sei wie heute?

Die kleine, buckelige Maria, die Mutter der von

einer Kinderlähmung gezeichneten Brüder Cecco und Santino, hatte einmal zu ihm gesagt: „Früher, da hatte man Kühe, Schafe und Korn, man hatte halt, was man brauchte, und man lebte. Jetzt arbeiten sie auswärts, und hier geht alles zugrunde. Es will sich keiner mehr mühen …" Die Begegnung mit dieser alten Bauersfrau war für Thomas eine Art Schlüsselerlebnis gewesen und hatte seiner durch Lektüre und Selbsterfahrung beförderten Suche nach dem Wie und Warum zu einem Abschluß verholfen.

Mit einemmal war ihm klar geworden, wie Don Quichottes hoffnungslos anmutender Kampf gegen die Windmühlen zu gewinnen sei, und er hatte jenen Seelenfrieden erlangt, nach dem der gläubige Christ mit seiner Ergebung in den Willen Gottes strebt. Alles, was nachher gekommen war, hatte sich im Rahmen dieser Gewißheit vollzogen, und keine Hindernisse und Enttäuschungen konnten mehr als äußerliche Beschwernisse sein, die einer reichen Ernte nichts anzuhaben vermochten …

Die erste und wesentliche Voraussetzung, um mit sich ins Klare zu kommen und daraus Gewinn zu ziehen, war aber natürlich Edo gewesen. Mit ihm konnte er sich über Mozart unterhalten, als ob sie ihn beide persönlich gekannt hätten, über alle beliebigen Dinge reden und scherzen, ohne einleitende Erklärungen, ohne auf geistige Beschränktheit oder psychisch bedingte Voreingenommenheit Rücksicht nehmen zu müssen. Und wenn es etwas zu diskutieren, einen Gedanken gemeinsam weiterzuentwickeln galt, wußte der eine, daß der andere von denselben Prämissen ausging wie er selbst. Unter Fremden reichten zumeist Blicke für eine wortlose Verständigung …

„Du sollst deinen Nächsten lieben wie dich selbst“, hatte Moses im Auftrag Gottes verkündet. Liebe, die sich aus der Befolgung eines Gebots ergab? Das mochte gut gemeint sein, konnte aber nicht funktionieren. Überhaupt war schon der Vergleichsmaßstab „wie dich selbst“ problematisch. Denn, sich selbst zu lieben, das wurde einem ja nicht in die Wiege gelegt, das wollte erworben sein. Ein mehr oder minder bewußtes, dem Eigenschutz dienendes Gefühl war das, geboren aus der Erfahrung, mit dem eigenen Tun und Sein in anderen Zuneigung wecken zu können, auch und gerade wenn diesem Tun und Sein nicht irgendwelche Berechnung zugrunde lag, sondern einzig eine ebenso instinktive wie gewissenhafte Aufrichtigkeit.

Thomas hatte Edo mehr geliebt als sich selbst, weil dieser eine Bestätigung und Steigerung seiner geheimsten Wünsche darstellte und dem Spiel des Lebens erst jenen Anschein von Vollkommenheit verlieh, der sonst gelungenen Kunstwerken vorbehalten ist. War es aber nicht eigentlich so, daß der Mensch sich selbst gar nicht wirklich lieben konnte, wenn er keinen anderen liebte, daß er erst durch eine solche Liebe den Glauben an ein mögliches dauerhaftes Glück gewann? Ein Glück, nach dem der einsame Eremit vergebens trachtete.

In einer unbestimmbaren Zukunft würden Intelligenz, Schönheit und Liebe endlich den Platz der alten Dreieinigkeit einnehmen, davon war Thomas überzeugt. Er aber hatte dieses Ideal bereits in seinem Freund schauen dürfen, und indem er sich das vergegenwärtigte, durchlief ihn ein warmer Schauer von Kopf bis Fuß. Tränen traten ihm in die Augen, nahmen allen Widerspruch und alle Angst mit sich fort, und er fühlte zuinnerst, daß er einmal wie Oma lächelnd entschlafen würde. Es war vollbracht, und was noch kommen mochte, sollte dankbare Zugabe sein …

Stundenlang hatte eine unheilvolle, rastlose Folge von Erinnerungen, Fragen und Schlußfolgerungen ihn gejagt, ihm erbarmungslos aufgezeigt, daß es keine Rettung gab. Und eben noch war er angesichts des sich ankündigenden Tages beinahe in Panik geraten, weil er sich schutzlos einer fremden Welt ausgeliefert wähnte. Das Bild von Edo brachte ihn zurück zu sich selbst, zu der Burg, die sie gemeinsam errichtet hatten, wo Zweifel nur insofern zugelassen waren, als sie ausgeräumt wurden. Von dort ließ sich furchtlos die willfährig vorangetriebene Barbarei verfolgen oder vorübergehend vergessen; denn es bestand keine Gefahr, daß dieses schändliche Treiben Zugang zu ihrem wohlausgestatteten Heim finden würde, zu einer Wohnstätte, versehen mit allen nötigen Vorräten, um in Notzeiten ein den Umständen entsprechendes und nichtsdestotrotz ihren Ansprüchen genügendes Dasein zu führen.

Es waren da die Trophäen zahlloser zusammen geschlagener Schlachten, die Juwelen unvergessener geteilter Freuden, durchwirkt von dem gesunden Stolz auf eine von nichts und niemandem gebrochene Ehrlichkeit zu sich selbst Und war ihrer Sprachkunst auch die gebührende Anerkennung, der fragwürdige Ruhm verwehrt geblieben, hatte diese Verweigerung ihnen auch wiederholt die bittere Einsicht abverlangt, daß von einem wundervollen Anschauungsvermögen bis ins einzelne geplante Vorhaben sich nicht verwirklichen ließen, was bewirken mochte, daß in der Seele kurz ein Verlangen nach uneingeschränkter, tyrannischer Macht aufblitzte – in ihrer Festung waltete eine harmonische Genügsamkeit, die den Boden bildete für unendliche Lust und Erfüllung, für Witz und Einfall, wie sie sonst nur in der unbeseelten Natur anzutreffen sind.

Die griechische Mythologie kannte das Elysium, den Aufenthalt der Seligen, der von den Göttern Geliebten. Da aber auf Erden heillose, unentwirrbare Interessenkonflikte herrschten, hatte sie diesen Ort ins Totenreich verlegt. Mit Edo war es ihm gelungen, den antiken Traum dem Dunkel zu entreißen. Im warmen Sonnenlicht sollte er gedeihen und Früchte tragen, in kleinstmöglichem Maßstab und doch vollendeter Ausführung den Beweis erbringen, daß der Mensch kein mißlungenes, zu ewiger Unvernunft verdammtes Geschöpf ist und seine wesenseigenen Talente nicht dazu bestimmt sind, dem Zufall überlassene Sternstunden zu zeitigen …

Die letzten mit Elly und Edo verbrachten Tage schienen ihm jetzt ein erschütterndes Beispiel dafür, wie dauerhaftes Glück aussehen konnte. Als hätten sie den Laden schon immer zu dritt betrieben, waren sie in spielerischer Eintracht von früh bis spät in die Nacht abwechselnd mit der Betreuung von Gästen, in der Küche oder hinter dem Tresen beschäftigt gewesen, hatten in Mußestunden neue Speise- und Getränkeangebote erörtert und sogleich ausprobiert, die Wände mit ausgesuchten französischen Drucken geschmückt und Zierbirken vor den zwei Fenstern aufgestellt. Oft saßen sie auch in lebhaften Gesprächen an einem der runden Aluminiumtischchen und verzehrten lobend selbst zubereitete Gerichte, als wollten sie Kundschaft herbeilocken oder eine bereits vorhandene dazu animieren, den angepriesenen Gaumenschmaus zu bestellen.

Elly, mit ihrem weichen sächsischen Tonfall und ihrer heiteren Zungenfertigkeit, hatte sich von Anfang an sichtlich wohl gefühlt bei ihnen. Die Unbefangenheit aber, mit der sie in ihr Leben getreten war, und der liebenswürdige Unternehmungsgeist, den sie versprühte, wirkten auf Edo wie ein Katalysator, der seine Zurückhaltung gegenüber dem von Thomas gewollten *Literaturcafé* alsbald auflöste und ihn an den täglichen Abenteuern mit einer Selbstvergessenheit teilnehmen ließ, als habe es seine früheren Vorbehalte nie gegeben.

Die lustige Witwe, die nach eigenen Angaben seit dem unerwarteten Verlust ihres geschätzten Ehemanns viel unterwegs gewesen war, hatte bei einem morgendlichen Spaziergang aus der Ferne die zwei zierlichen, aus Ebenholz gefertigten Vitrinen ausgemacht, von Neugier getrieben die darin aneinadergereihten Bücher begutachtet und sich an die vor der Tür mit einem Reisigbesen kehrenden Nunzia gewandt, um mehr zu erfahren. Worauf diese sie respektvoll an den eben mit Fisch und Gemüse vom Wochenmarkt zurückkehrenden Edo verwiesen hatte – der ihr zunächst mit unverkennbarem Mißtrauen begegnet war, wie sie nachher vergnügt berichtete.

Allein die glaubwürdige Verwunderung, mit der die Frau sich zu den einnehmenden Umschlägen und den nicht alltäglichen Titeln äußerte, ließ den Angesprochenen nun seinerseits aufmerksam werden, und nachdem Nunzia ihm den Einkauf abgenommen hatte, mußte er bald überrascht feststellen, an eine alles andere als unkundige Literaturliebhaberin geraten zu sein. Ihre Verachtung für die alljährliche Flut geschmackverderbender Belletristik gab ihm das zu verstehen, wie auch die Empörung darüber, daß solche Produktion in den Schulen als Pflichtlektüre eingesetzt wurde. Und als sie schließlich wissen wollte, woran die Verleger sich bei seinen Texten denn besonders stießen, er den *antiquierten Stil* nannte und sie ironisch fragte, ob Homer oder Apuleius inzwischen ebenfalls einem Alterungsprozeß unterlägen, hatte er sie bereits in sein Herz geschlossen.

Kurse für kreatives Schreiben, wie es sie an amerikanischen Universitäten seit hundert Jahren gebe, seien ja im Grund ein Widerspruch in sich selbst, bemerkte sie noch, da man Kreativität ja nicht erlernen könne, sondern diese allenfalls beim Lernen behilflich sei. Der mittlerweile auch in Europa grassierende Unfug diene aber ohnehin nur dazu, ein Publikum zu befriedigen, dem Kunst im eigentlichen Sinn des Wortes zwangsläufig antiquiert erscheinen müsse …

Was in den folgenden Wochen zu einem fröhlichen, einmütigen Zusammensein beitrug, waren jedoch weniger übereinstimmende Vorlieben auf literarischem Gebiet. Die spontane Sympathie beim Umgang miteinander zeigte sich vielmehr im Alltäglichen. Und daß Elly, wie sie beiläufig kundtat, keine dichterischen Ambitionen hatte, mochte für jene unbeschwerte, scherzhafte Verbundenheit, die zuweilen in Ausgelassenheit ausartete, sogar von Vorteil sein.

Elly hatte allerdings zeitlebens einem nicht allzu ernsthaft betriebenen Klavierspiel gefrönt. Und nach einem ersten Kennenlernen der zum Probelesen ausliegenden Bücher, auch der ins Deutsche übersetzten, bestand sie eines Tages darauf, ein Pianino zu mieten und Lesungen zu organisieren, in deutscher und in italienischer Sprache.

Es kam zu drolligen, turbulenten Auseinandersetzungen, da die beiden Freunde sich von einem solchen Unternehmen nichts versprachen und den Aufwand jedenfalls für unverhältnismäßig hielten, während Elly keine Einwände gelten lassen wollte, versicherte, sie werde die Bekanntmachungen in der Presse besorgen, und sich schließlich auch durchsetzte. Es sei immerhin eine Gelegenheit, den Münchener Leseratten auf den Zahn zu fühlen, meinte sie schelmisch.

Am Ende hatte man sich auf einen einzigen Abend geeinigt, an dem sowohl Edo als Thomas aus den Originaltexten vortragen würden, während Elly die Pausen mit ihrem Tastenspiel untermalte. Der Eintritt sollte frei sein und ein kostenloses Buffet mit feinen Canapés, Wein und Wasser die Entstehung einer angenehmen Atmosphäre begünstigen.

Nach sorgfältiger Planung und Vorbereitung blieb freilich bis zuletzt offen, ob überhaupt jemand kommen würde. Denn die Kontaktpersonen der städtischen Tageszeitungen konnten oder wollten eine Ankündigung in ihren Veranstaltungskalendern ausdrücklich nicht garantieren, das sei nicht üblich, und die fünfhundert selbstgedruckten und im weiteren Umkreis privaten Postkästen anvertrauten Einladungen stellten nach den Gesetzen einer elementaren Wahrscheinlichkeitsrechnung keine wirkliche Alternative dar.

Als deshalb am Vortag, ohne jegliche Vorankündigung, doch noch ein knapper Hinweis in der SZ-Extra-Beilage auftauchte, führten die recht aussagearmen Worte kurzzeitig zu einiger Aufregung, da sie nun ein für den gewünschten Verlauf des Abends nicht zuträgliches Gedränge befürchteten …

Ganze zwölf Personen waren dann tatsächlich

erschienen. Ein älteres Pärchen, das im wilden Schneetreiben mühsam aus dem Taxi stieg, ein stattlicher Herr mit goldgeränderter Brille und breiter Hutkrempe, unter der lockiges, graues Haar über Schultern und Rücken wallte, eine ehemalige Schulkameradin von Elly, die es nicht gescheut hatte, von Bamberg herüberzufahren, und sogar ein Stammgast, ein recht unscheinbarer Vierziger, der bislang keinerlei Interesse an den bereitstehenden Lektüren gezeigt, sich aber offenbar den einen oder anderen Titel im Buchhandel gekauft hatte. Darüber hinaus noch verschiedene Jugendliche, die sich allesamt durch ein freundliches, achtungs- und erwartungsvolles Auftreten auszeichneten.

Eine halbe Stunde wurde auf etwaige Nachzügler gewartet, ehe Thomas, auf einem Barhocker Platz nehmend, aus dem Stegreif sich und den Freund vorstellte, einige Anekdoten aus ihrem Schriftstellerleben zum besten gab und mit einer Passage aus dem einzigen von einem anerkannten Verlag veröffentlichten Roman, den die nationale Presse sogleich einstimmig verrissen hatte, den Anfang machte. Er las flüssig und inspiriert, und das Aufgehen im Gegenstand seiner Liebe schien sich mühelos auf die aufmerksame, wie durch ein seltenes magisches Einvernehmen verbundene Zuhörerschaft zu übertragen. Es war, als entlokke die Anmut des Wortes den gebannt Lauschenden eine scheue Herzlichkeit, die wie einen Hauch uneigennützigen Glücks im Raum schwebte und sich bei jedem der folgenden Vorträge erneuerte. Und als

Edo mit der Satire *Carnevale degli onniscienti* (*Karneval der Alleswisser*) ein abschließendes Zeugnis seiner manchem nur durch Wohllaut und Rhythmus der Sprache vermittelten Meisterschaft gegeben hatte, herrschte lange bewegtes Schweigen, bis ein leises, eindringliches Klatschen der Zuneigung in vielen Blicken hörbaren Ausdruck verlieh.

Nichts Außerordentliches hatte sich ereignet, keine weiterführende Bekanntschaft sich ergeben. Und doch bewahrte Thomas von der lockeren, familiären Stimmung, die sich an jenem Abend im Lokal hergestellt hatte, eine dankbare Erinnerung. Nie hatte er so stark empfunden, daß auch andere dem, was ihm und dem Freund am meisten bedeutete, zugänglich waren …

Am nächsten Morgen verkündete Elly überraschend, mit ihnen auf Reisen gehen zu wollen. Und obwohl Thomas ahnte, daß sie es vor allem auf Edo abgesehen hatte, war er einen Augenblick geneigt gewesen, ihrem Wunsch zu entsprechen. Je länger er aber darüber nachdachte, um so mehr widerstrebte es ihm, die gewohnte, sichere Umgebung selbst nur vorübergehend zu verlassen.

Natürlich spielte Nunzia bei seinen Überlegungen eine Rolle. Auch Opa kam ihm in den Sinn, der trotz einer sich rasch zur tödlichen Lungenentzündung ausgewachsenen Bronchitis, nach dem Motto „Der Kunde ist König“, nicht bereit gewesen war, die

Schreibwarenhandlung für ein paar Tage zu schließen. Und es gab noch genügend andere Gründe, die ihn zu Hause festhielten, von finanziellen Erwägungen bis hin zu einem unwichtigen Arztbesuch.

Dabei wußte er genau, daß es sich nur um Vorwände handelte, um Dinge, die sich leicht hätten regeln lassen. Und der unleugbare Reiz, den eine solche Fahrt ins Blaue auf ihn ausübte, machte ihm in der Tat eine Zeitlang zu schaffen, bis zuletzt eine tiefsitzende Trägheit die Oberhand gewann.

Denn obgleich er nie über den europäischen Kontinent hinausgekommen war, kannte Thomas die Welt zu gut. Was für den braven Normalbürger eine Abwechslung sein mochte, drohte bei ihm ein unterschwellig immer vorhandenes Unbehagen, das er mit viel Geschick und einem geordneten Tagesablauf im Schach zu halten suchte, auf unvorhersehbare Weise zu steigern. Lokal gefärbte Erscheinungsbilder einer durch den vermehrten Geldverkehr geförderten Häßlichkeit summierten sich nicht einfach mit den bereits vertrauten, sondern verliehen denselben ein noch größeres Gewicht. Und die vielerorts von der kapitalistischen Lepra gänzlich entstellten Gegenden brachten das Faß dann unweigerlich zum Überlaufen.

Dem fühlte er sich nicht mehr gewachsen. Dem durfte er seine schon zur Genüge geprüfte Seele nicht mutwillig aussetzen.

Sollte Edo, der ungeachtet seiner Ängste und Schwermutsanfälle über ein sorgloseres Gemüt verfügte, den Schritt wagen und mit Ellys Beistand herausfinden, ob es irgendwo einen abgeschiedenen, lebenswerten Erdenwinkel gab, oder sich zumindest da und dort am unberührten Naturschauspiel ergötzen, hatte Thomas sich gesagt. Er selbst würde den ruhigen Hafen hüten und als Zuflucht bereithalten ...

Seither waren drei Jahre vergangen. Und inzwischen hatten anfängliche Zweifel sich zu der Gewißheit verdichtet, daß den beiden etwas zugestoßen sein mußte. Anders ließ sich das Ausbleiben jeglicher Nachrichten nicht erklären.

Thomas spürte, wie eine lähmende Müdigkeit sich in seinen Gliedern ausbreitete, und ließ die Stirn auf das Tischchen vor sich sinken. Die Kühle des Aluminiums tat ihm gut.

Warum klagen? Vor langer Zeit hatte er einmal behauptet, sich nicht davor zu fürchten, von Edo verlassen zu werden. „Es genügt mir, daß es dich gibt“, hatte er damals leichtfertig hingeworfen. Und war es ihm danach nicht beschieden gewesen, mit dem Freund ein Leben zu teilen, um das ihn jeder rechtschaffene Mensch beneiden mußte? Mehr konnte und wollte er nicht verlangen.

Ihre Bücher lagerten in den wetterfesten unterirdischen Magazinen mehrerer Bibliotheken, und daß sie dereinst jemand dort entdecken würde, schien ihm wahrscheinlicher als die Wiederauffindung des einzigen noch existierenden Exemplars von *De Rerum Natura* in einem mittelalterlichen Kloster.

Selbst für den Fortbestand des Lokals und der darüberliegenden Wohnung war gesorgt, seit er Nunzia die Grundlagen der Buchführung vermittelt und sie vor Monaten dazu überredet hatte, ihn der Steuer wegen zu heiraten. Gingen nicht deutsche Frauen gegen ein entsprechendes Entgelt mit Ausländern Scheinehen ein, um diesen ein Aufenthaltsrecht zu verschaffen? Und der schamlose Herr aus dem Nebenhaus, der mit seiner Philippinin auf dem Standesamt gewesen war, um sich weiterhin eine althergebrachte Rollenverteilung zu garantieren? …

Alles würde seinen gewohnten Gang gehen. Was kümmerte es ihn, daß draußen zunehmend ferngesteuerte, identitätslose Individuen ihr Unwesen trieben, da er doch die eigene Geschichte und die einer ehrbaren Menschheit unversehrt in sich trug? Und indem er wie durch einen Nebel das Ebenmaß jener künftigen Tage zu gewahren meinte, durchströmte Thomas plötzlich ein Gefühl unendlicher Geborgenheit. Ehe ein schmerzhaft in den Kopf hochsteigender, dumpfer Druck ihm das Bewußtsein raubte.

Am frühen Vormittag fand sich zur üblichen Stunde der erste treue Gast ein. Da durch das sonneglänzende Ladenfenster kein Geschäftsgang auszumachen war, warf er einen irritierten Blick auf die Armbanduhr und schob dann entschieden die unverschlossene Eingangstür auf. Der über einen der hinteren Tische gebeugte Wirt schien zu schlafen, was ihm offensichtlich einige Verlegenheit verursachte. Nach kurzem Zögern grüßte er leise, und als sich keine

Reaktion zeigte, wiederholte er sein „Hallo!“ zweimal etwas lauter. Endlich trat er zu Thomas hin, faßte nach seiner Schulter und schüttelte ihn vorsichtig, um die Hand gleich wieder erschreckt zurückzuziehen und sich auf die Suche nach Hilfe zu machen …

Keine respektvoll erschütterte Welt empfing noch desselben Tages (und auch nicht an den darauffolgenden) die Nachricht von seinem Tode.

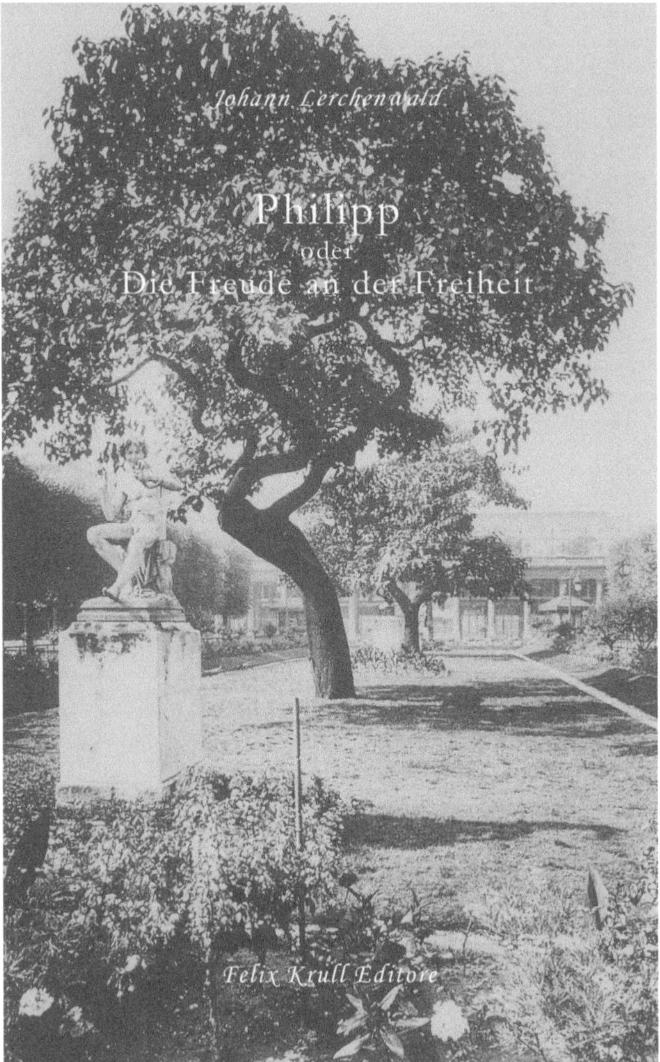
Johann Lerchenwald
Philipp
oder
Die Freude an der Freiheit
Felix Krull Editore

Philipp hat die Erinnerung seiner persönlichen Vergangenheit verloren. Er besitzt eine ungewöhnliche Fähigkeit, das Schöne zu erkennen, und irgendwann überkommt ihn die Ahnung, daß er deutscher Herkunft sein könnte. Sein Weg ist ihm jedoch in keiner Weise vorgezeichnet, er muß ihn selbst finden. Und er weiß, daß es sich nicht nur um die Findung eines persönlichen Schicksals handeln wird …

Der Verlag präsentiert uns überzeugend jene zeitlose Literatur, die sein Markenzeichen sein will.
Il Tempo, Rom

Die literarische Dichte verrät ein tiefes Verständnis des geistigen Universums von Nietzsche, Mann und vor allem Hesse …
Il Messaggero, Rom

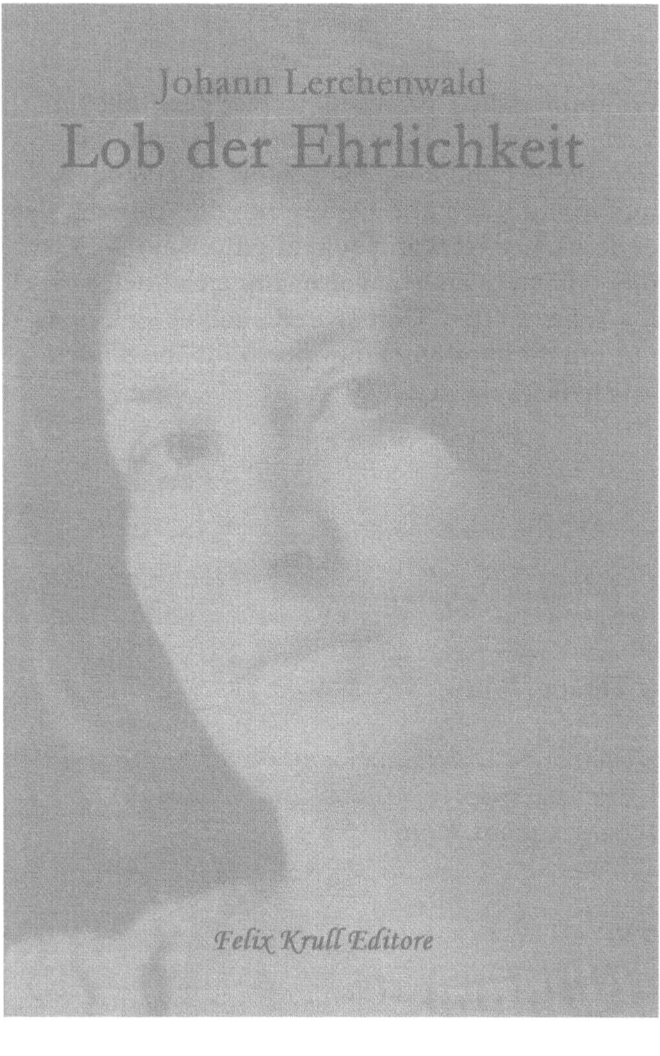
Johann Lerchenwald
Lob der Ehrlichkeit
Felix Krull Editore

Ein Manifest gegen die Lügenhaftigkeit in unserer Zeit, nicht zuletzt in der ungeliebten nachkriegsdeutschen Bundesrepublik.

Es ist in der Tat seltsam mit den Reaktionen der Presse auf Dein Buch: Haben sie es nicht verstanden, wollen sie es nicht verstehen? … Natürlich hast Du ein in gewisser Weise „unzeitgemäßes" Buch geschrieben (das macht ja gerade die große Qualität aus) – aber die Reaktionen offenbaren für mich lediglich eine große Unfähigkeit der Kritiker, das Geschriebene halbwegs adäquat wahrzunehmen … In dieser Art habe ich das noch nicht erlebt.

Der Verleger an den Autor, nach Verrissen zu dessen Debüt in FAZ, SZ, NZZ, Salzburger Nachrichten, Tages-Anzeiger etc.

Lieber Johann Lerchenwald, herzlichen Dank, das Buch interessiert mich sehr und ich habe bereits die Hälfte mit großem Vergnügen gelesen …

Aus einem Schreiben von Claudio Magris

Ich möchte mich bedanken, weil Sie ein so gutes Deutsch schreiben. Beim Lesen habe ich mir oft gedacht, da ist ausgedrückt, was auch ich fühle, nur er hat die richtigen Worte dafür gefunden …

Aus einem Leserbrief an den Autor

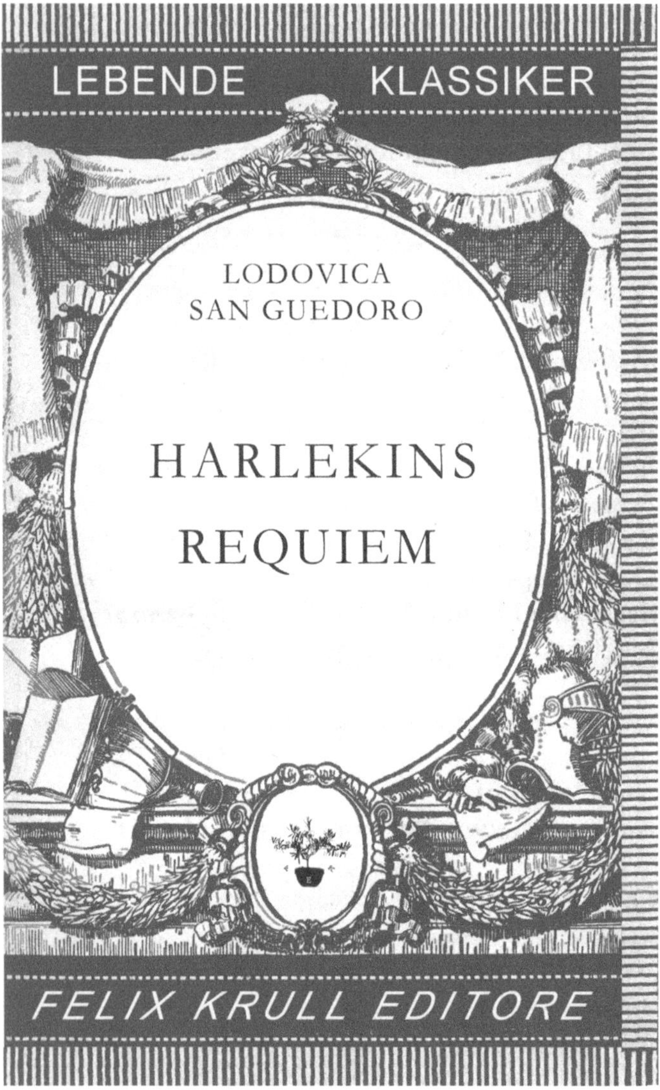
LEBENDE KLASSIKER
LODOVICA
SAN GUEDORO
HARLEKINS
REQUIEM
FELIX KRULL EDITORE

Ein sehr persönliches und doch alles andere als weltfremdes Buch, in dem die Wechselfälle einer Bühnendichterin in der italienischen und zugleich der europäischen Theaterwelt geschildert werden.

Wir erleben eine Sprache von kristalliner Vollkommenheit und die Fähigkeit, jeden moralischen oder metaphysischen Skrupel mit einer unbekümmerten, unerschöpflichen Phantasie wegzufegen.
Primafila

Das phantasievolle literarische Gedankenspiel ist bei Lodovica San Guedoro jedoch keine Hinwendung zum Historismus oder zum postmodernen Kalkül, sondern eine kühne Entgegnung auf die politische Realität des jetzigen Italien.
ORF

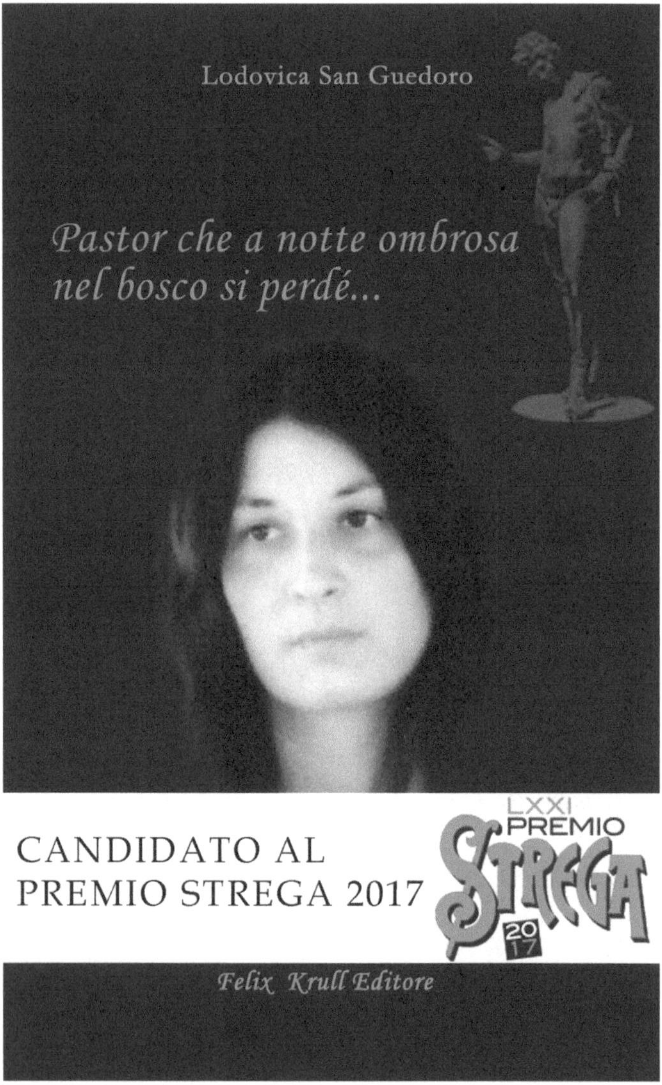
Lodovica San Guedoro
Pastor che a notte ombrosa
nel bosco si perdé...
CANDIDATO AL
PREMIO STREGA 2017
LXXI
PREMIO
STREGA
2017
Felix Krull Editore

È un romanzo d'amore che si riallaccia alla tradizione dei grandi classici e va oltre. I luoghi comuni nei rapporti tra i sessi, che accompagnano tutta la storia umana, hanno fatto il loro tempo. Ma continuano a perpetuarsi in maniera blanda, senza fantasia e mistero. Questo libro, scritto da una donna, mi affascina per la poeticità con la quale presenta profondi sentimenti e semplici verità.
Da un commento su Amazon

Un delicato e ingenuo discorso sull'Amore fra due creature di culture diverse. L'aria che vi si respira è di un'arcaica suggestione. Come un lieve volo di farfalle, che in un mondo di coltelli e di pistole fa l'effetto delle foglie che si porta via il vento. La sua serietà nei dettagli e la sua passione per il racconto lo rendono degno di partecipare alla selezione del Premio Strega.
Dalla presentazione di Dacia Maraini

Questo romanzo – insieme al prequel "Pastor che a notte ombrosa nel bosco si perdé... " – vi farà risparmiare un sacco di tempo. Potrete saltare una volta per tutte Shakespeare (quattromila pagine, a occhio e croce), "Anna Karenina" (novecento pagine), Marcel Proust (altre quattromila). E "Le mille e una notte", il "Simposio", "I dolori del giovane Werther", le poesie di Catullo, Ovidio, Aretino, Penna...
Piergiorgio Paterlini, La Repubblica

Una profonda immersione nella bellezza della lingua italiana.
Una lettrice

Felix Krull Editore
Postfach 190662, D-80606 München
Fon: 0049 89 13038567
www.felixkrulleditore.de
fke@felixkrulleditore.de

Unsere Titel können Sie im Buchhandel und online bestellen oder in zwei Tagen portofrei direkt vom Verlag erhalten.